AUTOPHAGIE

LE JEÛNE PROLONGÉ À L'EAU EST LE SECRET PUISSANT DE LA GUÉRISON ET DE L'ANTI-ÂGE EN UTILISANT L'INTELLIGENCE NATURELLE DE VOTRE CORPS

LOGAN WOLF

Se guérir soi-même est lié à la guérison des autres.

Yoko Ono

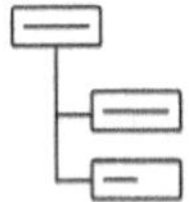

Table des Matières

Clause de non-responsabilité

Ce livre n'est pas destiné à remplacer un avis médical. Il n'est pas responsable des actions et des résultats du lecteur. Veuillez consulter un médecin avant d'entreprendre tout programme de santé. L'auteur n'est pas un médecin, et les informations contenues dans ce livre sont destinées à compléter vos changements de santé, pas à les dicter. Les merveilles de l'autophagie sont encore en cours de découverte au moment où ce livre a été écrit. Nous vous prions de profiter de ces informations, mais aussi d'être sage en les utilisant.

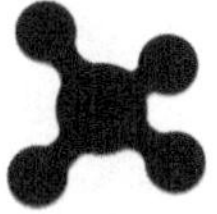

Introduction

Félicitations pour l'achat autophagie: le jeûne d'eau prolongée est le secret puissant de la guérison et l'antivieillissement en utilisant l'intelligence naturelle de votre corps avec des informations de bonus sur le jeûne intermittent et le jeûne imitant le régime alimentaire pour la perte de poids. Merci de le faire.

Les chapitres suivants discuteront de ce que l'autophagie est, pourquoi il est bénéfique pour votre santé, et pourquoi il est plus que juste un simple «mode Diet. En lisant ce livre, vous avez commencé sur la route de la guérison cellulaire et corporelle et potentiellement perte de poids! Alors, prenez votre boisson préférée de choix, la facilité dans votre fauteuil préféré, et nous allons commencer.

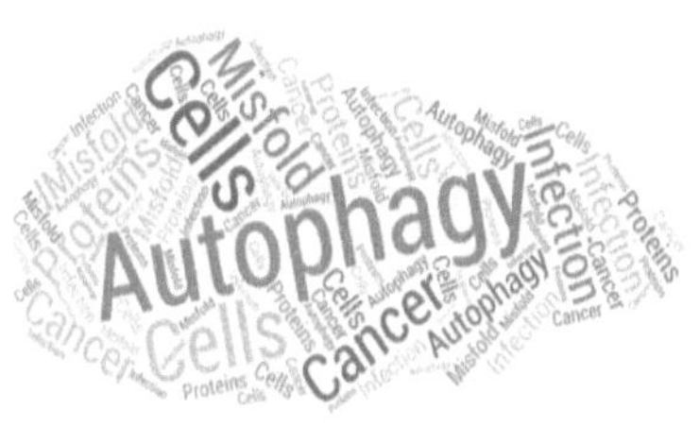

Tout d'abord, explorons ce qu'est l'autophagie, l'homme qui est responsable de l'amener dans la conscience du grand public, et pourquoi elle ne sera pas un prix Nobel.

Le 3 octobre 2016, l'Assemblée Nobel de l'Institut Karolinska a décerné le prix Nobel de physiologie ou médecine au scientifique Yoshinori Ohsumi. Il a découvert les mécanismes de l'autophagie.

Alors, que signifie "autophagie" ? Le terme vient des mots grecs "auto", qui signifie "soi-même" et "phage", qui signifie "manger". C'est un peu étrange, mais ça veut dire "se manger soi-même". L'idée est revenue dans les années 60, à peu près à l'époque où le chercheur a vu pour la première fois que nos cellules pouvaient tuer ses propres entrailles. Ils l'ont fait en formant des vésicules qui ont été placées dans une sorte de centre de recyclage, qui s'appelle le lysosome. C'est là que le contenu a été dégradé. Le problème de ce phénomène est qu'on en savait peu à son sujet et qu'on n'a donc pas fait beaucoup de recherches à son sujet. Cela a toutefois changé au début des années 1990 avec le docteur Yoshinori Ohsumi. Il a utilisé la levure de boulangerie pour trouver des gènes importants pour le processus d'autophagie. La levure a permis à Ohsumi de mettre en évidence la machinerie similaire qui est utilisée dans nos cellules.

Ses découvertes ont créé un nouveau paradigme qui nous a aidés à mieux comprendre le recyclage cellulaire. Elle a permis de comprendre l'importance de l'autophagie dans notre corps, par exemple, l'adaptation à la famine ou sa réponse à l'infection. Les mutations dans les gènes d'autophagie pourraient mener à la maladie. Il a également constaté que le processus d'autophagie est impliqué dans quelques maladies comme le cancer et les maladies neurologiques.

L'histoire de la façon dont nous sommes arrivés aux découvertes d'Ohsumi est intéressante à connaître. Le scientifique belge

Christian de Duve a reçu le prix Nobel de physiologie ou de science en 1974 pour la découverte du lysosome. Il a inventé le terme "autophagie" ou "auto-alimentation".

En 2004, Irwin Rose, Avram Hershko et Aaron Ciechanover ont reçu le prix Nobel de chimie pour avoir découvert ce qu'on appelle la "dégradation des protéines par l'ubiquitine". Ils étaient responsables de nous aider à comprendre que la protéase dégrade les protéines une à la fois. Cela a ouvert la porte au mystère de savoir comment notre cellule se débarrasse des grands complexes protéiques et des organites qui ont été usés. Les scientifiques se demandaient si la réponse se trouvait dans l'autophagie et quels étaient les mécanismes qui l'avaient rendue possible.

Le scientifique Yoshinori Ohsumi a travaillé dans son laboratoire personnel en 1988. Il s'est concentré sur les cellules de levure parce qu'elles sont plus faciles à étudier et qu'elles constituent un bon modèle des cellules humaines. Alors qu'il travaillait dur, il s'est heurté à un important barrage routier. Le problème avec les cellules de levure est qu'elles sont petites et que leurs structures internes ne sont pas faciles à distinguer lorsqu'on les examine au microscope. Cela l'a amené à se demander si l'autophagie n'existait même pas en eux. Il repensa sa stratégie jusqu'à ce qu'il trouve une révélation frappante - les vacuoles qui étaient pleines de petites vésicules ne s'étaient pas dégradées. Les vésicules étaient des auto phagosomes. En termes simples, Ohsumi avait prouvé que l'autophagie existait dans les cellules de levure ! Après avoir fait cette découverte importante, il a publié ses résultats en 1992 Finalement, il a pu répondre à la question de savoir comment cela fonctionnait dans nos propres cellules. Grâce aux progrès de la technologie, les outils de recherche dont il avait besoin pour étudier la question sont devenus disponibles.

C'est grâce à lui et à ceux qui ont mis les pieds dans ses grandes chaussures que nous savons que l'autophagie contrôle les fonctions vitales en nous, y compris les composants cellulaires qui doivent être recyclés et dégradés. L'autophagie peut nous donner rapidement le carburant pour l'énergie et les éléments nécessaires au renouvellement des composants cellulaires. Il est donc très important de comprendre comment et pourquoi nos cellules réagissent à différents types de stress comme la famine. Après avoir reçu une infection, l'autophagie peut vous aider à vous débarrasser des envahisseurs comme les virus et les bactéries. Elle contribue également au développement de la différenciation embryonnaire et cellulaire. L'autophagie peut également être utilisée dans la cellule pour tuer les organites et les protéines endommagées. Ceci, à son tour, peut aider à contrer les effets négatifs du vieillissement.

Ses études nous ont également aidés à comprendre que l'autophagie, lorsqu'elle est perturbée, est peut-être liée au diabète de type 2, à la maladie de Parkinson et à d'autres troubles dont les personnes âgées peuvent souffrir. La mutation au sein d'un gène d'autophagie peut même provoquer des maladies génétiques. La recherche est encore un peu récente à ce sujet, mais elle est devenue un élément essentiel de la conversation la plus importante dans le domaine scientifique Bref, l'autophagie dans son ensemble à une histoire scientifique d'environ cinquante ans. Tous ceux qui ont contribué à l'avancement de ses connaissances nous ont aidés à en arriver là où nous en sommes aujourd'hui et nous nous souviendrons d'eux à mesure que nous progresserons. Cependant, nous ne pouvons pas ignorer à quel point les recherches du scientifique Yoshinori Ohsumi ont été importantes et instrumentales pour l'ensemble du processus. Sans lui, ce livre n'existerait pas !

Il existe d'autres livres sur ce sujet. Merci encore d'avoir choisi celui-ci ! Tous les efforts ont été faits pour s'assurer qu'il soit rempli d'informations aussi utiles que possible ; profitez-en !

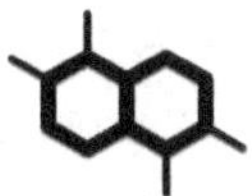

Qu'est-ce que l'Autophagie ?

COMME NOUS L'AVONS mentionné dans l'introduction, l'autophagie, qui est une combinaison des mots "soi-même" et "manger", est connue comme le processus régulé dans lequel une cellule de notre corps dégrade ses mauvaises parties. La cellule elle-même recyclera ensuite les composants chimiques utiles à d'autres fins. Ce processus permet ensuite à l'autophagie d'ajuster la stabilité de la composition des protéines dans une cellule de notre corps. Cela aide à prévenir l'accumulation de déchets toxiques, à soutenir les cellules pendant les périodes où notre corps meurt de faim, à éliminer les agents pathogènes envahissants et à maintenir la fonction des organites cellulaires.

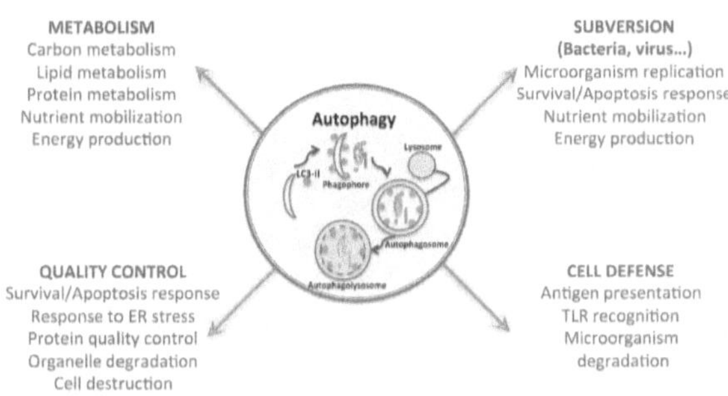

Considérez l'autophagie comme étant le moment où votre corps crée une benne à ordures, aussi connue sous le nom d'auto phagosome. Ce qu'il fait, c'est collecter les composants cellulaires et les amener au "centre de recyclage" cellulaire local qui est scientifiquement connu sous le nom de lysosome. C'est là qu'il est décomposé en petites pièces qui sont ensuite transformées en nouvelles machines. De nouvelles cellules.

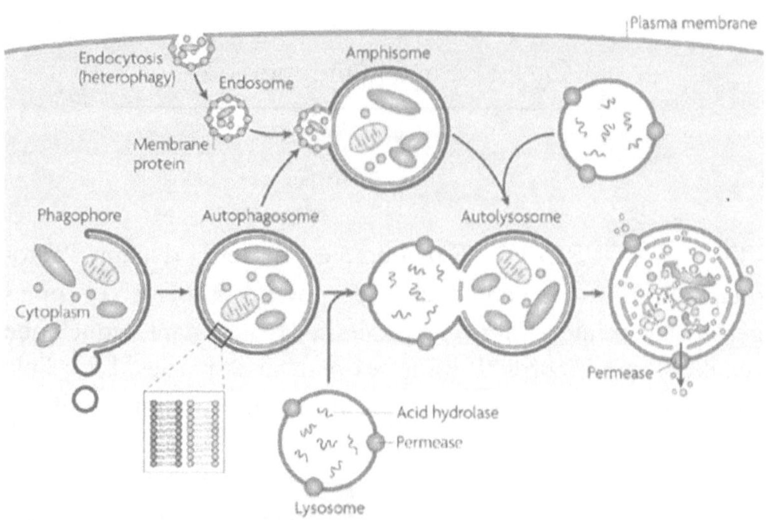

AUTOPHAGIE : DÉFINITIONS

Un processus qui lui ressemble beaucoup s'appelle l'apoptose, que l'on appelle aussi "mort cellulaire programmée". Après un certain temps de division, les cellules sont programmées pour périr. Ce processus peut sembler dérangeant au premier abord, mais il est en fait crucial pour garder un corps sain. Par exemple, considérez que c'est comme avoir un véhicule. On l'achète, on grandit pour l'adorer, et on crée des souvenirs avec lui. C'est une partie de ta vie, et tu la prends à ta place. Cependant, au fil des ans, votre voiture s'use naturellement. Au bout d'un certain temps, même si vous l'aimez, vous devez laisser tomber parce qu'il vous faudra éventuellement beaucoup d'argent pour le faire durer. De plus, même avec l'entretien, votre voiture tombe en panne continuellement. Il va falloir que tu en trouves un autre, parce qu'il finira par mener à la casse. Vous ne voulez pas le garder dans les parages avant qu'il ne devienne quelque chose qui restera dans votre cour arrière, alors vous finirez par vous en débarrasser. Vous êtes ensuite sorti et en avez acheté un nouveau.

Cette analogie nous aide à comprendre ce qui se passe dans notre corps. Nos cellules deviennent lentement inutiles et vieilles. Il est idéal qu'ils soient programmés pour mourir lorsqu'ils ne peuvent plus faire ce pour quoi ils ont été construits. C'est ce que la science appelle "l'apoptose". Les cellules sont destinées à mourir avant même leur naissance, c'est-à-dire après avoir épuisé leur utilité. Pour reprendre l'analogie avec notre voiture, après un certain temps, notre voiture n'est plus capable de fonctionner, et nous en obtenons une nouvelle. La bonne nouvelle avec ce processus est que vous n'avez pas à vous inquiéter d'avoir à "acheter" quoi que ce soit. Avec l'autophagie, votre corps le fera tout seul. Lorsque notre corps fonctionne bien et que les cellules fonctionnent bien, l'autophagie se produit à un niveau inférieur, ce qui nous aide à recycler ces mécanismes cellulaires usés. Nous sommes dans un bon mode de maintenance. Cependant, les choses peuvent se compliquer lorsqu'elles sont stressées. Dans le scénario cellulaire, le stress provient d'un manque de nutriments ou d'énergie, de composants non recyclés et dysfonctionnels, ou de l'invasion de microbes par notre corps. L'autophagie est alors " montée en puissance " parce qu'elle va fonctionner pour nous aider à nous sauver. La science appelle cela le "mode stress".

Ce processus se produit également à ce que la science appelle le niveau subcellulaire. Pour revenir à l'analogie de la voiture, il n'est pas vraiment nécessaire de se débarrasser de toute la voiture, en soi. À ce moment-là, tout ce que vous avez à faire, c'est de remplacer une pièce, par exemple une pile neuve. Dehors avec l'ancien et dedans avec le nouveau ! Tuer la cellule entière est ce qui rend l'apoptose différente de l'autophagie. Pour le processus d'autophagie, les organites subcellulaires sont tués et de nouveaux organites sont reconstruits pour prendre le relais des anciens. Les organites, les vieilles membranes cellulaires et d'autres parties d'une cellule qui sont éliminées peuvent être enlevées. Ceci se produit en le transférant au lysosome qui est un organite qui contient des enzymes qui aident à dégrader les protéines. Ce qui rend l'autophagie si remarquable, c'est le processus dans lequel elle se produit lorsqu'il y a ce que la science appelle le stress cellulaire. C'est-à-dire que si les cellules manquent de nutriments spécifiques, sont privées d'énergie ou sont endommagées pour une raison quelconque, la "réponse au stress" est activée et l'autophagie se produit à une vitesse supérieure. Cela entraîne une amélioration de la fonction cellulaire lorsque nous, et donc notre corps, sommes sous la contrainte. Nous examinerons plus en détail ce phénomène dans les chapitres deux et quatre.

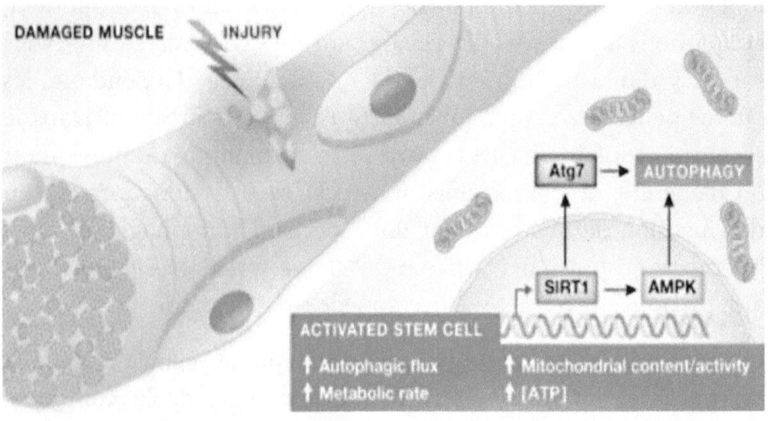

En fin de compte, la science qui tourne autour de l'autophagie nous dit qu'elle aide à améliorer le fonctionnement de notre corps. En éliminant tous les déchets cellulaires à l'intérieur de nous, nous ouvrons la voie à la recréation de nouveaux composants par les cellules. Cette amélioration biologique peut être considérée comme donnant à notre voiture un nouveau moteur. Cela nous aide à "courir".

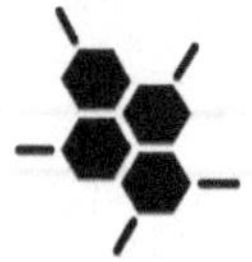

Comment fonctionne l'Autophagie

AVANT LE "COMMENT", il y a eu la découverte, et c'était au milieu des années 1950 lorsque Sam Clark Jr. de l'école de médecine de l'Université de Washington à St. Louis a jeté un coup d'œil au microscope électronique de ces reins de souris nouvellement nés et a remarqué quelque chose qu'il n'avait pas vu les autres fois où il regardait au microscope. Tel que rapporté, il le décrit comme l'apparition d'une structure membranaire dans le cytoplasme des nouvelles cellules rénales. Ce qui était intéressant, c'est que les structures semblaient avoir changé les mitochondries.

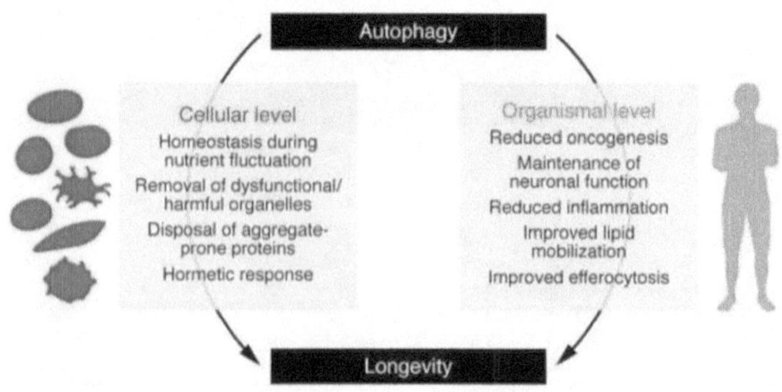

Par la suite, M. Clark a publié ses nouvelles constatations et quelques chercheurs indépendants ont appuyé ses conclusions. Alex Novikoff, de l'Albert Einstein Collège of Médicine, en fait partie. Il a utilisé le mot cytolyse pour les structures. Lui et son collègue Edward Essner ont écrit dans leurs recherches que "dans ces cytolyses, des événements remarquables sont en cours" et que "le cytoplasme s'est en quelque sorte retrouvé à l'intérieur des gouttelettes et est apparemment en cours de digestion".

Ce sont là les premiers pas de ce que nous n'appelons pas l'autophagie dans le domaine de la recherche.

Ce qui définit l'autophagie est ce que l'on appelle la formation de la structure transitoire à double membrane appelée phagophore. Ceci se différencie des vésicules de transport sécrétoire, car il arrive qu'elles s'éloignent d'un organite avec des choses déjà à l'intérieur. Le phagophore reçoit son matériel lors de son assemblage initial. La structure pourrait créer de novo dans le cytoplasme, qui deviendra ce que la science appelle une structure autonome. Elle peut aussi entrer en contact avec un organite comme celui du réticulum endoplasmique. Le phagophore se dilate alors, ce qui lui donne une grande flexibilité pour transporter encore plus de choses à l'intérieur. Au fur et à mesure qu'il continue de gonfler, il emprisonne les parties cytoplasmiques, qui comprennent les lipides, les protéines et éventuellement l'organite entier. Une fois cette charge retenue, le phagophore se referme et vieillit dans un auto phagosome, la charge retenue étant maintenant enveloppée dans la lumière de cette partition. L'auto phagosome délivre ensuite la charge par fusion membranaire dans les compartiments lytiques (qui sont des lysosomes dans les métazoaires et des vacuoles dans les plantes et les champignons) pour qu'ils soient dégradés et recyclés.

Et c'est grâce à ce processus complexe sur le plan scientifique que

Novikoff et Clark ont attiré l'attention il y a de nombreuses années, ce qui a mené à ce que nous appelons maintenant l'autophagie !

L'autophagie elle-même peut être divisée en deux grandes catégories - la sélective et la non sélective. Chacun d'entre eux est basé sur ce que l'on mange. Actuellement, la recherche en sait plus sur la macro autophagie. Il s'agit de la livraison des composants cellulaires envoyés au lysosome, connu sous le nom de vacuole dans les plantes et les champignons. Cela se fait par une structure à double membrane liée. Il existe également deux autres formes d'autophagie, l'autophagie à médiation par chaperon et la micro autophagie. Le lysosome enferme et confisque les matériaux cellulaires voisins qui sont prêts à être détruits et recyclés. L'autophagie à médiation chaperon, par contre, est un processus particulier de dégradation des protéines qui repose sur des transporteurs de lysosomes dédiés.

De nos jours, l'autophagie est considérée comme un processus essentiel pour maintenir un excellent équilibre cellulaire dans notre corps. Elle est également cruciale pour réagir aux facteurs de stress du corps, comme le manque de nutriments, qui peut compromettre la survie cellulaire. La cellule est dénudée à ces contraintes et l'autophagie, qui se situe habituellement à un niveau inférieur, est alors activée pour faire face à la contrainte accrue. Il augmente la réquisition et la mortification de parties de la cellule, ce qui libère des macromolécules dans le cytosol. Ils activent ensuite les réactions métaboliques critiques et créent ainsi de l'énergie vitale.

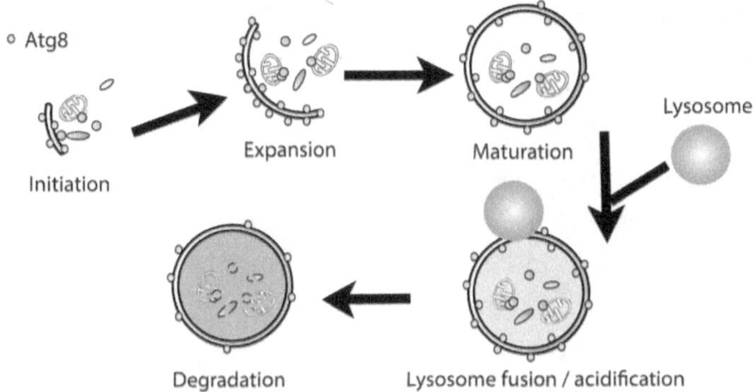

Le fait que l'autophagie contribue à la santé cellulaire de notre corps sous stress et dans des conditions normales nous montre à quel point il est important de réguler nos cellules. L'autophagie est devenue instrumentale pour comprendre le développement des mammifères. Des recherches plus récentes nous ont montré que l'autophagie est un modulateur essentiel d'une vaste gamme de troubles et de maladies. Comprendre l'implication de l'autophagie dans notre corps aide à expliquer la façon dont nous contractons (et pouvons prévenir) les maladies. Bien que nous connaissions les points clés de l'autophagie, il reste encore un long chemin à parcourir.

Il y a quelques voies cataboliques à l'intérieur d'une cellule qui peuvent décomposer les molécules les plus grosses de notre corps. L'une des plus connues est la conjugaison d'une protéine plus petite, appelée "ubiquitine". Le processus conduit à une autre protéine cellulaire qui est ensuite suivie par l'addition successive des molécules d'ubiquitine qui génèrent une chaîne polyubiquitine. Ceci peut exploiter cette protéine pour la détruire par l'intermédiaire du protéasome, nous donnant ainsi des acides aminés. Ces mécanismes de détérioration se retrouvent dans d'autres polymères biologiques comme les lipides et les glucides. L'Autophagie est unique en ce sens qu'elle offre une flexibilité dans le choix et la taille de la cargaison d'auto phagosomes. Elle peut pousser à la destruction d'un grand groupe et d'une grande variété de substrats, ce qui permet aux cellules de créer rapidement et efficacement les " éléments constitutifs " essentiels recyclés nécessaires à un large éventail de carences dans le domaine de la nutrition. L'autophagie est aussi le seul passage qui peut dégrader un organite complet. Elle peut le faire dans un processus à la fois ciblé et essentiel dans lequel le corps doit être remis en homéostasie cellulaire.

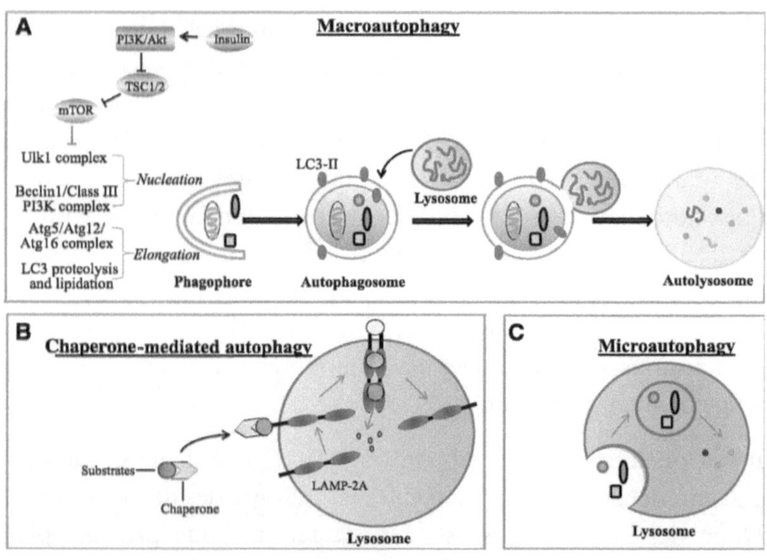

Le corps régule l'autophagie pour s'assurer qu'elle ne passe à la vitesse supérieure que lorsque c'est nécessaire et qu'elle se produit en temps opportun. Le capteur métabolique central de notre cellule, qui, en tant que complexe TOR 1, est sensible à la quantité d'acides aminés disponibles dans l'organisme. Le complexe TOR 1, aussi connu sous le nom de TORC1, est inactif lorsque les cellules sont privées de ces molécules. Ceci permet alors de promouvoir l'augmentation de l'autophagie. Entre-temps, les régulateurs moléculaires surveillent les cellules et le nombre de nutriments différents, comme l'énergie ATP ou le glucose, et activent l'autophagie lorsque ces nutriments atteignent un creux critique. Une fois ce processus enclenché, plusieurs protéines ATG se rassemblent, comme une escouade de super-héros, coordonnent la création du phagophore et initient les étapes de l'autophagie. Les gènes ATG de levure, comme nous l'avons mentionné plus tôt, ont été découverts dans les années 90, ce qui a contribué à transcender la recherche sur l'autophagie. Les expériences qui ont utilisé la levure bourgeonnante ont constitué un pas en avant important pour aider les scientifiques à comprendre les principes de base de l'autophagie. C'est à cette époque que la recherche s'est transcendée en organismes qui ont ensuite permis aux scientifiques de mieux voir comment elle fonctionne dans le corps humain. Il nous a montré qu'il s'agissait d'une partie évolutive de notre survie !

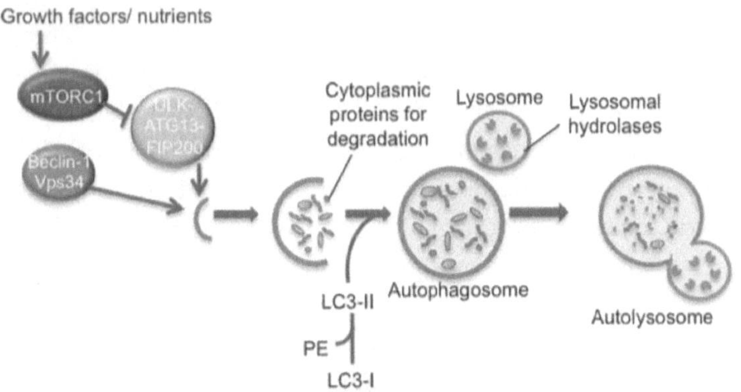

D'une manière plus générale, l'autophagie fonctionne dans un régime de type "survie du plus fort". Nos cellules naissent pour consommer les parties faibles d'elles-mêmes. Cela le rend beaucoup plus fort. Considérez-le comme le concept darwinien littéralement au niveau moléculaire. Les parties les plus fortes mangeront celles qui sont faibles. C'est un processus naturel qui permet au corps de continuer à fonctionner. Tout comme nous évoluons, les cellules de notre corps évoluent également. Ils deviennent capables de consommer des matériaux fonctionnels qui n'ont plus de valeur pour eux dans leur état actuel.

Examinons plus en détail l'autophagie à médiation Chaperon que nous avons mentionnée plus tôt. Aussi connu sous le nom de CMA, il s'agit de l'assortiment de protéines cytosoliques solubles dépendant du chaperon. Ils sont recherchés par les lysosomes et envoyés à travers la membrane du lysosome pour décomposition. Les caractéristiques uniques de cette catégorie d'autophagie sont la discrimination des protéines détruites dans cette voie et le mouvement de ces protéines à travers la membrane lysosomale. Cela se produit sans qu'il soit nécessaire d'ajouter des vésicules.

Voyons maintenant la microautophagie.

Contrairement à l'autophagie et à la macroautophagie à médiation Chaperon, la microautophagie est un type de voie autophagique qui est référée par une couverture lysosomique directe dans les éléments cytoplasmiques. Le matériel cytoplasmique est recueilli dans le lysosome au cours d'un processus imprévisible d'enfermement et de dépliage de la membrane en lui-même. La voie de la microautophagie est particulièrement essentielle pour que les cellules survivent au processus de la famine. La microautophagie est considérée comme une voie non sélective, mais il existe plusieurs événements différents de voies sélectives orientées vers la microautophagie qui sont amorcées lorsque certaines conditions sont remplies. Il s'agit de la micromitophagie, de la microautophagie fragmentaire du noyau et de la macropexophagie.

Lorsqu'ils sont combinés, la microautophagie et la macroautophagie sont importantes en raison de leurs capacités de recyclage des nutriments lorsque le corps est en mode de famine. La microautophagie s'accompagne de la dégradation des lipides qui s'assimilent en vésicules, ce qui ajuste la disposition du lysosome. La voie de la microautophagie agit comme l'un des outils d'administration du glycogène dans les lysosomes. Cette voie autophagique submerge les corps multivisculaires moulés après endocytose. De ce fait, elle joue un rôle vital dans le renouvellement des protéines membranaires. De plus, la microautophagie est liée au maintien de la taille organellaire, à la modification de l'arrêt de la progression créée par la famine en développement logarithmique, à la survie cellulaire par privation d'azote et à la confirmation des membranes biologiques. La lipophagie est une autre forme d'autophagie. Ce type d'autophagie s'accompagne de la dégradation des lipides. C'est une fonction qui existait en nous, les cellules humaines et les cellules à base de champignons. Le rôle qu'elle joue au sein des plantes, cependant, nous est encore relativement méconnu. Lorsque la lipophagie se produit, elle cible les structures lipidiques de notre corps avec sont appelés LDs, ou gouttelettes lipidiques. Ce sont des organites dont le noyau est principalement constitué de TAGs ou de triacylglycérols. Ils contiennent une couche de phospholipides et de protéines membranaires. La principale voie lipophagique, à l'intérieur de nos cellules, est l'engloutissement des gouttelettes lipidiques par la phagosphère. Nous avons appris l'existence de la lipophagie lorsque les scientifiques l'ont découverte chez la souris, et les résultats ont été publiés en 2009.

Nous en apprenons encore sur la mitophagie, qui est la détérioration sélective des mitochondries par autophagie. Elle survient surtout dans les mitochondries défectueuses après un stress ou une lésion. La mitophagie aide à renouveler les mitochondries et à prévenir l'accumulation de mitochondries dysfonctionnelles. Cela permet d'éviter la dégénérescence cellulaire ! Le processus est facilité par l'Atg32 (que l'on trouve dans la levure), NIX et son "superviseur" connu sous le nom de BNIP3. Les protéines PINK1 et parkine contrôlent le processus de la mitophagie. La mitophagie touche aussi bien les mitochondries endommagées que celles qui ne l'ont pas été.

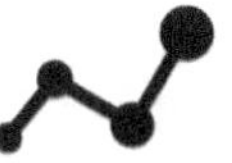

3

Les avantages de l'autophagie

APRÈS UNE EXPLICATION scientifique relativement décourageante sur ce qu'est l'autophagie et les différents types d'autophagie qui existe, faisons une pause et voyons quels sont les avantages réels de son activation.

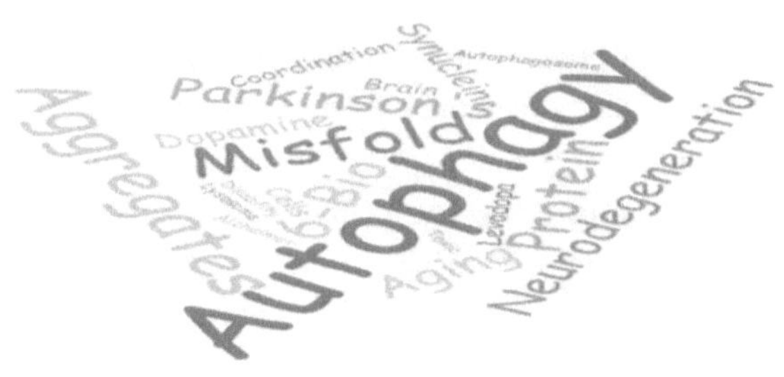

1. Elle contribue à la lutte contre le cancer.

L'autophagie nous aide à survivre lorsque notre corps est en état de famine. La recherche scientifique nous indique que le cancer était l'une des principales maladies associées à l'autophagie ; cependant, la façon dont il agit sur les cellules cancéreuses et le rôle qu'y joue l'autophagie sont encore largement inconnus. Aux premiers stades du cancer, l'autophagie agit habituellement comme un suppresseur de tumeur, ce qui permet aux cellules de se débarrasser des parties cellulaires endommagées et de diminuer les dommages à l'ADN et aux ROS. Aux stades avancés du développement d'une tumeur, il pourrait aider les cellules cancéreuses à survivre dans des situations de faible teneur en oxygène et en nutriments. L'autophagie, surtout, joue un rôle dans la façon dont le cancer réagit au traitement. La raison en est que la plupart des thérapies anticancéreuses causent des dommages et du stress aux cellules pour les tuer. Cela fait d'un traitement utilisant l'autophagie une solution potentiellement bonne ou potentiellement mauvaise. Cela dépend aussi du type de cancer. Nous devons aussi tenir compte du stade de la maladie, du type d'autophagie et de la durée de celle-ci. Quelques études ont révélé qu'une augmentation de l'autophagie entraîne une résistance à la fois à la chimiothérapie et à la radiothérapie, mais quelques autres ont révélé qu'un grand nombre de médicaments anticancéreux aident à stimuler la mort cellulaire orientée vers l'autophagie dans les cellules cancéreuses.

L'autophagie est clairement en train de devenir un sujet d'intérêt pour la recherche clinique, comme en témoignent certains des stratagèmes anticancéreux les plus récemment approuvés et considérés comme induisant l'autophagie. En savoir plus à ce sujet peut aider à créer des médicaments et des traitements de radiothérapie qui peuvent aider à se débarrasser des tumeurs.

Nous devons être prudents lorsque nous examinons la façon dont l'autophagie affecte une personne atteinte de cancer, car les résultats de certaines recherches nous indiquent qu'elle peut prendre des formes diverses et quelque peu imprévisibles. Cela rend l'autophagie assez mystérieuse, mais nous ne pouvons pas ignorer qu'elle a eu des résultats prometteurs. L'autophagie a été associée au cancer et à d'autres maladies comme la maladie de Parkinson. Actuellement, des processus médicaux utilisant les récentes découvertes d'Ohsumi sont en cours dans le monde entier. Le rôle vital qu'il joue dans les médicaments chimio thérapeutiques et les radiations ne cesse de croître. La recherche montre qu'il existe quatre formes fonctionnelles différentes d'autophagie qui peuvent se produire lorsque le corps répond à la chimiothérapie ou à la radiothérapie. Ils sont : cytostatiques, cytotoxiques, non protecteurs et cytoprotecteurs. Aucun d'entre eux n'a un résultat précis que les scientifiques peuvent encore prédire. La frontière entre la protection des cellules cancéreuses et tumorales et leur suppression par autophagie est encore très floue. Certains scientifiques suggèrent que c'est là que la recherche se concentrera ensuite.

2. Il peut améliorer votre cognition et la santé de votre cerveau.

Les neurologues vous diront qu'il existe un ensemble de processus métaboliques qui sont importants pour votre corps afin de maintenir sa santé. C'est également important pour le cerveau. L'induction de l'autophagie sur votre corps peut aider à stimuler le cerveau. La façon dont cela fonctionne, c'est qu'en jeûnant, vous augmentez les niveaux de circulation de quelques composants neurotrophiques. Ce sont des biomolécules qui favorisent la différenciation, la survie et la croissance des neurones. L'objectif final est d'améliorer l'élasticité du réseau, ce qui est essentiel pour notre capacité d'apprendre de nouvelles choses. Elle nous aide également à devenir plus résistants au stress et augmente nos mitochondries, ce qui aide à augmenter l'énergie cognitive.

L'induction de l'autophagie, ou jeûne, peut aussi aider à réduire le stress oxydatif dans le cerveau en stimulant l'élimination des molécules brisées et en stimulant la création d'antioxydants endogènes. Dans l'ensemble, cela signifie que l'autophagie peut avoir un impact sur les performances de votre cerveau. La science derrière l'autophagie et les maladies est encore quelque peu nouvelle, mais certaines recherches montrent qu'elle peut aider à réduire le dysfonctionnement neuronal qui accompagne des maladies comme la maladie de Parkinson et d'Alzheimer.

3. Il peut aider à inverser et à ralentir les marqueurs du vieillissement.

Du point de vue scientifique, le vieillissement peut être défini comme l'accumulation lente mais perceptible d'organites et de protéines dans nos cellules. Cela peut entraîner la mort ou le dysfonctionnement des cellules. Considérez l'autophagie comme une inversion du vieillissement, car elle aide à donner à votre corps un coup de pouce cellulaire. Il stimule vos cellules à se débarrasser des parties des cellules qui ne sont plus nécessaires et aide votre corps à continuer à créer de nouvelles cellules. Ces cellules sont essentielles parce que ce sont elles qui aident à prévenir des maladies comme le cancer.

4. Il peut aider à améliorer la composition de votre corps.

Nous vivons dans un monde où l'apport calorique est ce qu'on nous dit de considérer presque exclusivement quand il s'agit de suivre un régime, de bien manger et de surveiller la santé de notre corps ; cependant, ce n'est pas toujours le cas. Bien que les calories soient nécessaires, il ne faut pas oublier que la composition corporelle est basée sur notre état hormonal.

L'autophagie inductive peut aider à augmenter notre taux d'adiponectine et notre sensibilité à l'insuline. Ces deux facteurs sont des facteurs hormonaux critiques qui déterminent si la graisse qui existe déjà en nous s'oxyde, c'est-à-dire si elle est utilisée pour l'énergie et si l'apport calorique futur est stocké comme graisse ou utilisé immédiatement par le corps. Ces changements hormonaux sont excellents et persistent après la fin de votre période de jeûne. Bien qu'il soit plus que probable que vous souffriez d'un déficit calorique pendant vos jours de jeûne, les changements hormonaux auront beaucoup plus d'impact sur la composition de votre corps au cours des semaines et des mois. Yay pour le jeûne et la longévité.

L'un des grands mythes que les gens qui font du sport ont est que le jeûne fait perdre de l'énergie aux muscles. Il y a une part de vérité dans des conditions difficiles, mais c'est aussi facile à éviter si vous êtes malin à propos de votre cycle de jeûne. Si vous le faites bien, le jeûne à court terme peut aider à augmenter la lipolyse, qui est la combustion des graisses, et vous pouvez idéalement maintenir votre croissance musculaire.

5. Il peut aider à améliorer votre digestion

Instinctivement, induire l'autophagie est comme une sorte de repos sur votre système digestif. Il permet au tractus gastro-intestinal, aussi connu sous le nom de GI, de se détendre pendant un certain temps. Idéalement, cela aide à réduire l'inflammation intestinale et à améliorer la contraction de l'indigestion des muscles GI. Collectivement, ils aident à améliorer l'absorption des nutriments et aident à la qualité de vos selles. Bien que la recherche soit encore assez récente, il y a des indices que l'autophagie peut aider à stimuler la croissance d'une autre espèce de bactéries dans nos intestins, ce qui peut améliorer le processus de combustion des graisses ! C'est assez excitant !

6. Il peut aider votre santé cardiovasculaire

L'autophagie inductive peut aider à réduire votre fréquence cardiaque et votre tension artérielle tout en augmentant le tonus parasympathique, qui est un indicateur crucial pour la santé de notre système cardiovasculaire. En termes plus génériques, la résistance de notre système cardiovasculaire aux formes de stress s'améliore après l'induction de l'autophagie.

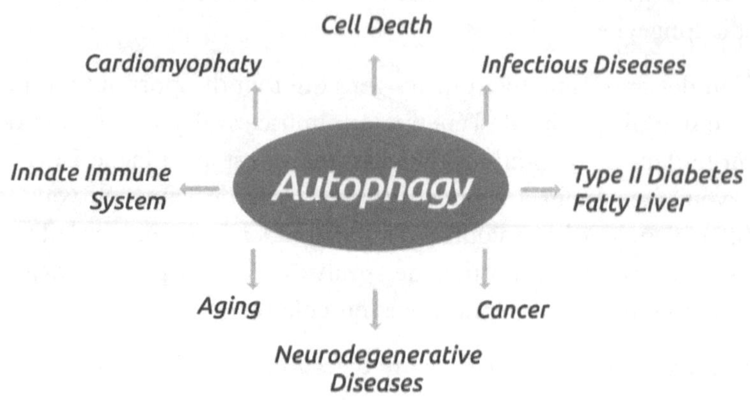
Cell Death
Cardiomyophaty
Infectious Diseases
Innate Immune System
Autophagy
Type II Diabetes Fatty Liver
Aging
Cancer
Neurodegenerative Diseases

4

Comment activer l'autophagie

ALORS, la grande question est : quand l'autophagie se produit-elle ? Eh bien, il est activé dans toutes les cellules, mais il augmente lorsque nous sommes dans une situation stressante, par exemple lorsque nous sommes privés de nutriments à cause du jeûne ou de la faim. La façon dont nous l'activons est de mettre notre corps dans un processus de gestion des "bons stress". Deux méthodes consistent à faire de l'exercice et à limiter temporairement notre apport calorique. Comme nous l'avons mentionné au chapitre précédent, ces facteurs sont liés à des facteurs bénéfiques dans le contrôle du poids, la longévité de nos vies et l'inhibition de la destruction des cellules qui protège contre les maladies liées au vieillissement. Voici une description détaillée de la façon dont nous pouvons activer l'autophagie.

1. Le jeûne.

Lorsque vous examinez les régimes et les changements de mode de vie que vous pouvez apprendre à contrôler, l'une des choses que vous voudrez envisager de faire lorsque vous induisez l'autophagie est le jeûne. C'est l'un des moyens les plus efficaces d'induire l'autophagie. Le concept du jeûne est assez simple - vous ne mangez pas pendant un certain temps, bien qu'on vous permette de boire de l'eau et parfois d'autres liquides comme le thé et le café.

Une façon dont beaucoup de gens ont récemment commencé à jeûner est par ce qu'on appelle le "jeûne intermittent". Il s'agit d'un type de jeûne qui comprend l'alimentation limitée dans le temps. Le FMI, comme on l'appelle en abrégé, peut se faire sous différentes formes, dont il sera question plus loin dans le présent ouvrage. Principalement, cela a ramifié le type de jeûne que l'on appelle le jeûne d'un autre jour, qui limite votre période de jeûne quotidienne à entre 4 et 8 heures par jour, puis le jeûne pour le reste de la journée.

L'une des grandes questions que vous vous posez peut-être à l'heure actuelle, c'est combien de temps faut-il jeûner pour commencer l'autophagie. Certaines études ont suggéré que nous devrions jeûner entre vingt-quatre et quarante-huit heures pour avoir l'effet le plus fort sur notre corps. Le problème, c'est que cela ne fonctionne pas toujours pour tout le monde. Il vaudrait mieux commencer plus près de douze à trente-six heures à la fois.

Une façon idéale de commencer est de ne prendre qu'un ou deux repas par jour au lieu de manger des petits repas et des collations tout au long de la journée. Si vous terminez habituellement votre journée et prenez votre dernier repas vers 18 h ou 19 h, essayez de jeûner jusqu'à 7 h le lendemain matin. Dans les scénarios de jeûne plus intense, vous pouvez envisager de jeûner jusqu'à onze heures du matin ou même douze heures de l'après-midi.

Vous pouvez aussi envisager de faire un jeûne de deux à trois jours à l'occasion, et de le prolonger encore plus une fois que vous vous serez adapté au jeûne. Si vous suivez l'autre jour de jeûne, vous limiterez votre apport calorique à environ 500 calories, mais vous consommerez ensuite suffisamment de calories qui vous rassasieront lorsque vous ne jeûnez pas.

2. Tenir compte du régime cétogène.

Le régime cétogène (ou céto) est un régime riche en graisses et faible en glucides qui fonctionne bien avec le jeûne. Appelé KD pour faire court, il implique d'avoir environ soixante-quinze pour cent ou plus de vos calories quotidiennes provenant de la graisse, et moins de cinq à dix pour cent de vos calories provenant de glucides. Ce régime force donc votre corps à apporter des changements plus importants parce que vos voies métaboliques se déplacent de sorte que vous commencez à utiliser les graisses de votre corps comme carburant plutôt que le glucose des glucides.

Certains des aliments que vous voudrez considérer si vous choisissez la voie KD sont des aliments entiers à haute teneur en gras. Pensez aux noix, aux graines, à l'avocat, aux fromages fermentés, aux produits carnés d'animaux nourris à l'herbe, au ghee, au beurre d'animaux nourris à l'herbe, aux œufs, à l'huile d'olive, à l'huile de noix de coco. La réponse de votre corps est fascinante. Il commencera à produire des corps cétoniques qui contiennent des facteurs de protection. Certaines recherches impliquent que la cétose peut aider à induire une autophagie de type famine, qui a également des fonctions neuroprotectrices. Il convient de noter qu'il s'agit principalement de recherches sur les animaux, de sorte que les conclusions de ces études sont loin d'être concluantes.

3. Faire de l'exercice

Comme nous l'avons mentionné précédemment, l'exercice est un bon stress qui peut induire l'autophagie. Des recherches récentes nous ont montré que l'exercice aide à induire l'autophagie dans de multiples organes impliqués dans la régulation métabolique, comme les tissus adipeux et pancréatiques, le foie et les tissus musculaires. La raison pour laquelle l'exercice est considéré comme une forme de stress est qu'il décompose les tissus qui les réparent et les rendent plus forts une fois qu'ils ont grandi. Nous ne connaissons pas actuellement la quantité spécifique d'exercice que vous devez faire pour induire l'autophagie, mais la recherche implique que les séances d'entraînement plus intenses sont les plus bénéfiques.

Pour le tissu musculaire cardiaque et squelettique, certains experts suggèrent qu'aussi peu que 30 minutes d'exercice peuvent suffire à induire l'autophagie. La grande question, cependant, est de savoir si vous pouvez faire de l'exercice tout en jeûnant. Cela dépend en grande partie de l'individu. Certaines personnes le peuvent. Certaines personnes trouvent qu'elles sont plus éner-giques une fois qu'elles s'adaptent au jeûne, ce qui leur donne la motivation de faire de l'exercice.

4. Je prends une protéine rapidement.

Un jeûne que vous voudrez peut-être considérer si la protéine jeûne. Ce que vous faites dans ce jeûne est un ou deux fois par semaine, votre limite combien de protéines que vous mangez par environ quinze à vingt-cinq grammes par jour. Cela vous donnera une journée complète pour recycler les protéines, ce qui peut aider à réduire l'inflammation et à nettoyer vos cellules sans craindre une perte musculaire. L'autophagie est déclenchée lorsque le corps n'a d'autre choix que de se régaler de ses propres toxines et protéines.

5. Effectuer un entraînement à intervalle d'intensité élevée (HIIT en abrégé).

HIIT est un excellent moyen d'introduire l'autophagie. L'exercice à haute intensité vous met dans un état de "bon" stress parce qu'il sollicite suffisamment votre corps pour que vous provoquiez un changement biochimique. Votre corps aura juste assez de charges d'impact pour renforcer vos muscles, mais pas assez pour vous faire du mal. Certaines recherches indiquent que vous devriez envisager environ vingt à trente minutes par jour pour donner à votre longévité un coup de pouce optimal.

Dans ce type d'exercice "moins c'est plus" pour encourager l'autophagie, vous voudrez envisager un entraînement de résistance et des exercices d'haltérophilie pendant environ 30 minutes tous les deux jours. C'est idéal pour activer l'autophagie. Le but ici est d'obtenir un stress critique à court terme parce que l'autophagie réussit bien à créer du stress par intervalles.

6. Ne sous-estimez pas le pouvoir du sommeil réparateur.

N'oubliez pas que l'autophagie se produit encore pendant que vous dormez. Prenez en considération la façon dont vous dormez. Il existe des jeux-questionnaires sur les périodes de sommeil qui peuvent vous aider à déterminer le type de personnalité que vous avez en matière de sommeil. Votre personnalité en matière de sommeil tient compte de la durée de votre sommeil et de ses cycles. C'est crucial parce que la compréhension de votre cycle de sommeil peut améliorer ou ruiner votre journée. Cela peut vous aider à préparer votre corps à activer l'autophagie pendant vos cycles de sommeil et de réveil.

5

Extension du jeûne à l'eau

LE JEÛNE EST DIFFICILE. Jeûner pendant deux semaines ou plus est encore plus difficile. Alors pourquoi le ferais-tu ? Seul un faible pourcentage de la population de l'hémisphère occidental pratique le jeûne aquatique, et un pourcentage encore plus faible de ceux qui le font le font pendant quatorze jours ou plus. La grande question est pourquoi ? Pour certaines personnes, il n'y a pas vraiment de besoin. Pour le nettoyage et la guérison du corps dans notre vie quotidienne, un jeûne occasionnel de sept à dix jours, en combinaison avec une série régulière de jeûnes plus courts comme le jeûne de trente-six heures à l'eau, vous maintiendra en excellente condition.

Cela dit, si vous voulez atteindre le secteur le plus profond de la guérison par le jeûne, vous voudrez vous conditionner à faire un jeûne plus long. Par exemple, des maladies physiques particulières exigent plus de temps de nettoyage et sont considérées comme incurables par la plupart des médecines modernes. Bien que vous devriez d'abord toujours consulter un médecin, les maladies telles que les troubles auto-immunes, les tumeurs, l'hypertension artérielle chronique, la sclérose en plaques et le diabète de type 2 peuvent être traitées par le jeûne prolongé en eau.

De même, aller sur un jeûne prolongé d'eau peut vous aider à vous nettoyer profondément à la fois physiquement et mentalement. Le jeûne à ce niveau semble presque mythique et rappelle certaines figures du passé de la civilisation occidentale telles que le Moïse biblique et le Pythagore grec. Ils ont tous les deux été purifiés pendant quarante jours, ce qui, selon la façon dont vous l'interprétez, signifie littéralement quarante jours, ou pendant une longue période de temps. Certaines personnes considèrent que le corps stocke en moyenne environ 100 000 calories et que la meilleure façon de puiser dans cette source d'énergie serait d'enseigner à votre corps ce qu'il y a là. Votre corps mangera alors ce qu'il a stocké au lieu d'anticiper et d'attendre votre prochain repas.

Dans un aspect du jeûne prolongé dans l'eau, ceux qui le suivent en sont venus à le considérer comme un "jeûne prolongé de guérison", en raison de la façon dont le processus fonctionne. Pour mieux comprendre cela, décrivons plus en termes médicaux orientaux plutôt qu'occidentaux. Considérez ceci : votre corps, pendant les sept à dix premiers jours du jeûne, traverse ce qu'on appelle une "crise de guérison". Cette crise de guérison se produit lorsque les symptômes de maladies, de blessures et de traumatismes plus anciens stockés dans votre corps commencent à réapparaître. La bonne nouvelle : c'est aussi le moment où votre corps commence à les expulser. Ce processus précoce est similaire à ce qui se passe lorsque vous prolongez le jeûne plus loin, en visant environ quatorze jours. Ce faisant, vous puisez dans de vieilles maladies encore plus profondes et dans les dommages de votre corps, ce qui signifie que vous allez vers un nettoyage encore plus profond. Cette deuxième crise de guérison concerne des problèmes plus profonds qui sont ancrés dans le corps. Vous passez du nettoyage des toxines quotidiennes de votre corps à l'exploitation des choses qui étaient là pendant des années !

Certains jeûneurs recommandent que pour la purification la plus profonde et pour ceux qui essaient d'expulser des problèmes de santé graves de leur corps, à la fois physiquement et spirituellement, vous voudrez considérer aller encore plus loin et plus longtemps dans la purification. Certaines personnes qui font du jeûne depuis un certain temps y sont allées depuis vingt ou trente ans, même pendant les quarante jours bibliques de jeûne prolongé dans l'eau. Vous puisez dans des "crises de guérison" plus profondes lorsque vous faites cela, mais le temps que cela prend devient plus vague. Ce n'est pas tout le monde qui souffre d'une "crise de guérison" intense en pratiquant le jeûne prolongé. Dans certains cas, les symptômes de certaines maladies ou traumatismes personnels sont trop divers. Dans ces scénarios, lorsqu'il n'y a pas d'indication claire de ce sur quoi votre corps travaille, il peut être difficile de déterminer pendant combien de temps vous devez jeûner. C'est une autre raison pour laquelle vous devriez toujours, toujours faire un jeûne prolongé sous la supervision d'un expert médical. Ils vous empêcheront d'outrepasser les compétences nutritionnelles de votre corps car, aussi impressionnants que les sons du jeûne prolongé, vous poussez toujours votre corps au-delà de ses limites physiques antérieures.

Si vous allez de l'avant avec votre jeûne, il arrivera sans aucun doute le moment où vous transformerez le processus de jeûne en famine réelle. Vous ne voulez pas en arriver là ! Rappelez-vous qu'une fois que votre corps a épuisé ses réserves de graisses, il va commencer à se régaler sur vos tissus musculaires et sur vos organes internes. Cela aura l'effet contraire sur vous lorsque vous commencerez à endommager notre corps. C'est à ce moment-là que tu vas avoir une faim extrême. Vous remarquerez que votre corps commencera à avoir des crampes parce qu'après avoir épuisé la graisse de votre corps par cétose, vous commencerez éventuellement à vouloir une autre forme de carburant qui vient du glucose. Le problème est que votre corps commencera à extraire est de vos muscles, vous laissant ainsi avec les électrolytes épuisés, qui sont les sels sanguins de votre corps. C'est la raison pour laquelle vous voudriez faire tester votre sang par votre médecin pendant que vous jeûnez également, surtout si vous avez des antécédents de problèmes de tension artérielle.

Si votre corps se sent à l'aise avec l'eau à jeune de 3 jours et peut faire le passage en cétose sans problème, alors il est peut-être temps que vous envisagiez de faire l'eau à jeûne de 7 à 10 jours. La raison en est que c'est à ce stade que vous êtes vraiment de puiser dans l'énergie de vos cellules graisseuses que le processus de désintoxication commence vraiment à passer aux vitesses supérieures.

Le processus peut sembler plus difficile au cours des trois premiers jours, par rapport au jeûne prolongé, et c'est parce que votre corps travaille le plus fort au cours des trois premiers jours pendant qu'il commence le cycle de cétose. C'est le temps où le "réservoir de carburant" de votre corps est "vide". La bonne nouvelle, c'est qu'à partir du troisième jour, la cétose (et l'auto-phagie) continue à devenir plus active, et donc vous commen-cerez à vous sentir plus plein d'énergie et plus léger. À ce stade, votre corps peut avoir l'impression d'être en mode célébration, car il ne ressent pas la pression de consommer quotidiennement. L'exaltation du moment peut même vous donner envie d'arrêter de manger en général - mais ce n'est certainement PAS ce que vous voulez faire, surtout que le sentiment ne durera pas. Le jeûne ne signifie pas que vous arrêtez de manger. Vous êtes humain. Votre corps a besoin de nourriture, un jour ou l'autre.

Votre métabolisme commence à s'établir dès la fin de la première journée et votre système digestif interrompt enfin sa fonction normale. La conséquence est que beaucoup de vos douleurs de faim ont tendance à se calmer pendant cette période. Vous devrez tenir compte de ce que vous mangerez pendant la période de transition, à la fois après et avant un jeûne qui dure plus de trois jours. C'est important parce que la dernière chose que vous voulez est que votre corps au système digestif de se fermer alors qu'il Ya encore de la nourriture dans votre corps. La nourriture qui n'est pas transformée restera à l'intérieur de vous et donc commencera à pourrir et donc à vous laisser plus de toxines, ce qui va complètement à l'encontre de toute la raison du processus de jeûne. Considérez votre système digestif comme un ours en hibernation après le troisième jour. Vous ne pouvez pas simplement le pousser éveillé et vous attendre à ce qu'il fonctionne comme s'il n'était jamais entré en hibernation. Il faut du temps pour qu'il redémarre, alors vous voudrez manger des proportions plus petites et faciles à digérer d'aliments. La dernière chose que vous aurez envie de faire, c'est de ne pas manger, puis de vous rendre au McDonald's le plus proche et d'aller manger un gros hamburger. Tu auras l'impression d'avoir avalé un rocher géant. En plus de cela, le processus digestif prendra une éternité parce qu'il ne se réveille que récemment.

6

Jeûne intermittent

LA FAMINE et le jeûne sont deux entités différentes. La famine est une privation complète et le jeûne, c'est prendre le contrôle de la régulation de la nourriture par votre corps. Le jeûne est fait volontairement et est utilisé pour créer un corps et un esprit plus sains, entre autres choses. Vous avez facilement accès à de la nourriture, mais vous choisissez essentiellement de ne pas manger. Cela peut être bénéfique pour vous et être fait dans n'importe quelle période de temps. Cela peut durer de quelques heures à quelques jours, voire quelques semaines. Vous pouvez commencer un jeûne à tout moment, et vous pouvez aussi le terminer à volonté. Encore une fois, c'est une question de contrôle. Votre raisonnement peut être tout aussi varié.

Il y a des durées standard pour la durée du jeûne de certaines personnes, qui dépend surtout du type de jeûne que vous faites. Le jeûne, en général, n'a pas une durée fixe. Vous pouvez jeûner entre le dîner et le petit-déjeuner du lendemain, qui dure environ douze à quatorze heures. Cela nous amène à une discussion sur le jeûne intermittent.

Le jeûne intermittent n'est d'abord et avant tout pas un régime. Il met davantage l'accent sur vos habitudes alimentaires. C'est une façon de planifier vos repas afin d'en tirer le meilleur parti. En d'autres termes, cette forme de jeûne ne change pas ce que vous mangez, mais change lorsque vous mangez.

L'une des choses qui rendent ce processus de jeûne bénéfique, c'est que c'est une excellente façon de maigrir sans avoir recours à l'un des régimes plus fous que nous voyons apparaître chaque année. Dans la plupart des cas, vous essaierez de garder vos calories au même niveau lorsque vous commencerez ce processus de jeûne. Beaucoup de gens mangeront des repas plus copieux pendant une courte période de temps. C'est aussi un excellent moyen de conserver sa masse musculaire tout en essayant de devenir plus mince ! La chose principale que beaucoup de gens veulent en essayant ce processus particulier de jeûne est de perdre de la graisse corporelle. Le jeûne intermittent est devenu l'une des stratégies les plus simples pour se débarrasser du mauvais poids de notre corps, tout en gardant le bon poids. Les régimes amaigrissants, l'amélioration de la santé et les changements de mode de vie sont tous importants et peuvent ressembler à d'immenses montagnes que les gens auront trop peur d'escalader. Heureusement, les régimes intermittents font en sorte que c'est assez facile parce que les changements que vous apportez ne sont pas comme le jour et la nuit.

Pour comprendre comment fonctionne le jeûne intermittent, examinons d'abord deux états dans lesquels votre corps vit - l'état nourri et l'état à jeun. Lorsque votre corps est à l'état nourri, vous mangez, et votre corps digère et absorbe ces aliments. Dans la plupart des cas, le cycle commence lorsque vous commencez à manger et dure environ trois à cinq heures parce que vous digérez et absorbez les aliments. Votre corps a de la difficulté à brûler les graisses dans cet état. Votre taux d'insuline est élevé dans cet état, ce qui prévient la combustion des graisses. Après un certain temps, votre corps passera à un état post-absorption dans lequel il ne transformera plus vos aliments. Cet état peut durer de huit à douze heures après votre dernier repas, et c'est alors que vous atteignez votre état de jeûne. Il est plus facile pour votre corps de brûler les graisses lorsque vous dans cet état parce que les niveaux d'insuline de celui-ci sont faibles. Votre corps peut commencer à brûler les graisses qui étaient inaccessibles pendant l'alimentation. Il est rare que notre corps reste dans l'état de combustion des graisses parce que nous n'entrons dans l'état de jeûne que 12 heures après notre dernier repas. C'est pourquoi de nombreuses personnes ont commencé à jeûner de façon intermittente, et c'est pourquoi de nombreuses personnes qui ne l'ont pas fait ne changent pas leurs habitudes alimentaires.

Pour commencer un régime intermittent, vous pouvez commencer dès votre réveil. Au lieu de déjeuner, vous prendrez un verre d'eau et vous commencerez votre journée. La beauté de cette forme de jeûne intermittent est qu'il y a moins à cuisiner pour vous parce que vous mangez un repas de moins par jour.

Le jeûne intermittent aide à limiter les calories, ce qui, selon certains scientifiques, peut vous aider à prolonger votre vie. D'une certaine façon, vous apprenez à votre corps à survivre davantage parce qu'il est mis dans une situation stressante lorsque vous jeûnez. Le jeûne intermittent aide à activer les mécanismes de prolongation de la vie par la restriction calorique. Le jeûne intermittent est semblable au régime parce qu'il est facile à comprendre. Cependant, contrairement aux régimes amaigrissants, il n'est pas difficile à exécuter. Les difficultés viennent davantage de la contemplation de le faire que du fait de le faire. Pour le jeûne intermittent, vous vous privez de nourriture pour une partie spécifique de la journée. Vous pouvez sauter le petit-déjeuner, et pour certains, même le déjeuner, et alors vous pourrez manger le dîner.

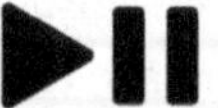

7

Le régime alimentaire imitant le jeûne

LE RÉGIME IMITANT le jeûne peut se vanter d'être à la fois scientifique et riche en nutriments, et la science nous dit même qu'il pourrait y avoir un avantage important pour votre santé à long terme. Ce qui rend l'imitation différente, c'est qu'il ne s'agit pas d'un processus de jeûne complet. C'est une bonne alternative pour ceux qui ne sont pas prêts à sauter dans la fin profonde du jeûne. Pour mieux comprendre ce qu'est le régime à jeun-mimétique, passons en revue les informations générales dans ce chapitre.

Au fond, le jeûne-mimétisme est une forme modifiée de jeûne. Il se distingue d'un jeûne traditionnel par le fait que vous ne vous abstenez pas entièrement de manger. Vous mangez toujours, mais ce que vous mangez et combien vous mangez est changé, et c'est ce qui produit certains avantages thérapeutiques du jeûne sans le stress et l'anxiété qui vient avec le jeûne initial. Ce régime a tendance à durer environ cinq jours, et il suit un protocole prudent qui est faible en protéines, en glucides et en calories, mais qui est aussi riche en gras. Votre apport calorique est fixé à environ quarante pour cent de votre consommation habituelle.

Cela permettra à votre corps de rester nourri à un niveau adéquat, ce qui diminue le stress du jeûne normal parce que vous continuez à recevoir des nutriments et des électrolytes. Vous obtenez le meilleur des deux méthodes car vous pouvez jeûner sans le stress initial tout en récoltant les bénéfices. Le problème, c'est que le corps de tout le monde ne peut pas supporter l'approche du jeûne à l'eau. C'est là que les recherches du Dr Longo entrent en jeu. Ils ont créé le régime imitant le jeûne. Les avantages ont démontré qu'elle peut réduire l'incidence du cancer, protéger l'organisme de la perte de densité osseuse, favoriser la neurogenèse, protéger l'organisme de la chimiotoxicité, stimuler la production de cellules souches, régénérer ce que l'on appelle les " cellules bêta ", qui sont liées au diabète de type 1 et de type 2, remyéliniser les enveloppes neuronales qui sont liées à la sclérose en plaques et prolonger votre vie. Il convient de noter que ces tests n'ont pas encore été effectués sur des humains sur une plus grande échelle ; cependant, un vaste essai clinique a été mené auprès d'adultes en bonne santé. Elle a montré que trois cycles de l'alimentation étaient capables d'abaisser les marqueurs des maladies chroniques, d'abaisser le cholestérol, la tension artérielle et les niveaux de protéine c-réactive, qui est un marqueur de l'inflammation, tout en préservant la masse corporelle maigre. Le Dr Valter Longo a créé le régime alimentaire et les recherches qui l'ont sous-tendu sont tout à fait fascinantes. Pendant plus de vingt ans, M. Longo et son équipe ont étudié ce que la science appelle les " voies de détection des nutriments " dans nos cellules. Tout comme la recherche sur l'autophagie, les travaux du Dr Longo sont également liés au vieillissement, au cancer et aux maladies neurologiques associées à l'âge. Les résultats de la science ont montré que le jeûne présentait des avantages tels que l'allongement de la durée de vie en raison de la destruction et de la régénération des cellules et même de la prévention des maladies terminales.

Si ce n'est pas fait correctement, le jeûne à long terme et la restriction calorique peuvent être nocifs pour votre corps. C'est pourquoi l'imitation du jeûne est si innovante. C'est plus efficace et plus sûr à cet égard.

Il diffère du jeûne traditionnel par le fait que le risque de voir votre corps manger le muscle après qu'il ait atteint un certain niveau de famine disparaît. Vous ne courez pas le risque de tuer votre métabolisme. En fait, il "joue" votre corps parce que vous réduisez l'apport calorique juste assez pour avoir l'impression que vous jeûnez, donc il active l'autophagie et vous obtenez la plupart des avantages du jeûne traditionnel. De nombreuses recherches nous ont montré que les meilleurs résultats pendant le processus de jeûne-mimétisme se manifestent au bout de cinq jours ou lorsque l'indice de glucose cétonique tombe en dessous de 1,0. Vous n'avez pas à vous inquiéter, car même si vous le faites pendant trois à sept jours, vous obtiendrez quand même des résultats bénéfiques. Vous êtes censé répéter le processus environ deux fois par an, et certaines personnes l'ont même fait aussi souvent qu'une fois par mois. C'est là qu'il est utile de demander l'aide d'un professionnel. Chacun de nos corps est différent, et votre normal sera différent de celui de quelqu'un d'autre.

Une chose que vous voudrez peut-être faire est de mesurer certains biomarqueurs. C'est un bon moyen de garder une trace de vos résultats à jeun. Il vous gardera également sur la bonne voie en général si vous êtes une personne visuelle et avez besoin d'une certaine quantité de structure pour réussir. Vous pouvez le faire en effectuant des analyses de laboratoire avant et après le jeûne, en mesurant quotidiennement votre glycémie et vos cétones et en vérifiant vos fluctuations de poids.

Une chose que vous voudrez peut-être aussi faire est de configurer votre environnement pour vous aider à vous préparer au jeûne. Il peut s'agir simplement d'informer votre famille et vos amis que vous allez entrer en contact avec eux pendant cette période et leur dire pourquoi il est important pour eux de vous soutenir. De plus, la petite chose à faire serait de se débarrasser des grignotines à la maison et au travail. La tentation peut sembler ne pas être là au début, mais croyez-moi, une fois que vous serez au milieu du jeûne, la barre Snicker que vous avez gardée dans votre tiroir ressemblera à une passe en or vers le ciel. Alors pourquoi prendre le risque ? Aussi, n'oubliez pas de vous donner du temps. Nous vivons des vies occupées, et votre corps vivra beaucoup de choses avec le processus du jeûne. Vous vous sentirez parfois fatigué, alors donnez-vous le temps de dormir. Le sommeil, outre l'eau, est la deuxième partie la plus importante de ce processus. Assurez-vous de vous donner un peu de temps pour faire de l'exercice, mais faites-le à un rythme plus léger. Vous arriverez à un point où vous serez capable, mais au début, allez-y doucement avec vous-même. Petit à petit !

Le régime imitant le jeûne est un régime alimentaire à base de plantes d'une durée de cinq jours. Il se mélange continuellement avec le régime cétogène, mais il est unique. Le régime se trouve dans une boîte. La boîte contient tout ce dont vous aurez besoin pour cinq jours de jeûne. Vous obtenez une boisson énergisante, de l'huile d'algue, des olives, des craquelins de chou frisé, du thé, des barres aux noix et des soupes. Le régime alimentaire lui-même contient une quantité mesurée d'apports caloriques qui commence avec 1 110 pour le premier jour et s'étend jusqu'à 800-700 pendant les jours précédents.

Pour ceux qui sont intéressés à commencer le régime et d'obtenir une boîte, vous pouvez le faire en allant sur le site principal pour Prolon à ProlonFMD.com. Certaines personnes ont décidé d'aller seules jusqu'à faire le jeûne, ce qui signifie qu'elles n'ont pas suivi la voie du Prolon. Certaines personnes qui commencent le jeûne disent qu'il est plus facile d'entrer dans le jeûne en mangeant légèrement plus de calories le premier jour du jeûne. Bon nombre d'entre eux estiment qu'environ cinquante pour cent de leur consommation totale. Ils la réduisent ensuite à environ trente-cinq à quarante pour cent de la somme de l'apport calorique total. Si vous essayez ceci, vous voudrez vous en tenir aux pourcentages. Pensez aussi à la façon dont vous mangerez pendant la journée et à l'heure à laquelle vous le ferez. Vous voudrez aussi consommer des aliments faciles à digérer et vous voudrez vous assurer de les consommer en plus petites quantités. Votre estomac vous en remerciera !

La bonne nouvelle, c'est que pour vous, les buveurs de café et de thé, une tasse de thé ou de café noir par jour est généralement autorisée, mais ce n'est pas nécessaire pour ceux qui ne veulent peut-être pas en boire. La chose que vous devrez vous assurer de ne pas faire est d'ajouter des choses comme du sucre, de la crème, et ainsi de suite. Certaines personnes suggèrent d'utiliser de l'huile de noix de coco, mais assurez-vous d'en tenir compte dans votre apport calorique. Une des choses que vous voudrez prendre en considération est l'utilisation de certains suppléments de soutien pendant votre jeûne. Ils vous aideront à faciliter votre entrée dans le jeûne et vous fourniront des nutriments supplémentaires pendant votre jeûne. Pensez à quelque chose comme le magnésium et le sel, qui sont des électrolytes idéaux. Ils vous aideront à réapprovisionner vos magasins. Certains jeûneurs ont prêté serment par des comprimés de foie nourris à l'herbe qui vous aideront en vous fournissant des micronutriments. Les BCAA ou acides aminés à chaîne ramifiée aideront à prévenir la perte de tissu maigre. La poudre verte est idéale pour ajouter les micronutriments nécessaires. Les suppléments d'oméga 3 vous aideront aussi, alors songez à vous procurer de l'huile de foie de morue ou d'algue.

Dans l'ensemble, le jeûne-mimétisme est un excellent moyen d'obtenir les avantages du jeûne tout en ne mettant pas autant de stress sur votre corps. Vous faites tout le processus du jeûne, mais vous obtenez toujours une forme de nutrition et de nourriture. Au fur et à mesure que vous allez de l'avant, n'oubliez pas ces trois choses : soyez gentil avec votre corps et si les choses semblent aller vers le sud, n'hésitez pas à vous arrêter ; aménagez votre environnement de manière à ce que vous soyez prêt à réussir le jeûne ; maintenez votre apport calorique à un niveau bas et utilisez les bons suppléments pour rester dans les limites de votre cétose.

8

La perte de poids en prime de l'autophagie

MAINTENANT QUE NOUS avons exploré le monde de l'autophagie, examinons de plus près comment l'utiliser pour perdre du poids. Pour utiliser le pouvoir de l'autophagie, vous allez devoir suivre une forme de jeûne. Pour ceux qui débutent, nous recommandons fortement la méthode du jeûne intermittent. Vous serez en mesure de manger un régime bien pensé dans un cadre de temps particulier chaque jour, et pour le reste de la journée, vous serez dans un mode de jeûne de sorte que votre corps brûle la graisse. Ceux qui ont utilisé l'autophagie pour perdre du poids suivent parfois un régime riche en graisses pendant environ 8 heures tandis que pour les 16 heures restantes, leur métabolisme se met à travailler en décomposant et en brûlant ce qu'ils consommaient avant cela. Cela vous mettra sur une piste simple mais facile à suivre pour que vous puissiez vous rapprocher du chiffre que vous avez toujours voulu.

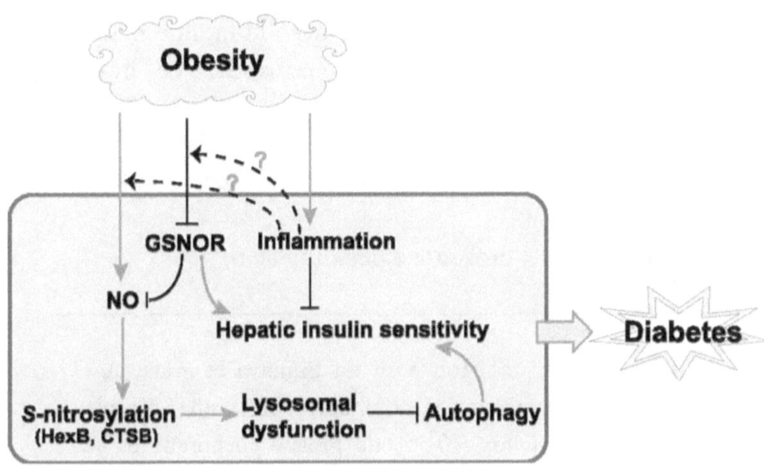

Cependant, comme nous l'avons noté à maintes reprises, ce n'est pas quelque chose que l'on fait seul et sans aide. Vous devrez faire des recherches. Ce livre vous a déjà donné un excellent point de départ à cet égard. Trouvez un expert pour vous aider à faire d'autres choses, comme planifier les repas, fixer les heures de jeûne (qui dépendront de votre travail et de votre style de vie), les séances d'entraînement qui vous conviennent et le type de régime alimentaire, si vous choisissez d'emprunter cette voie, qui vous conviendra. Vous voudrez aussi vous assurer que vous buvez suffisamment d'eau. Oui, nous l'entendons tout le temps - boire plus d'eau, boire plus d'eau - c'est parce que c'est vrai, et c'est particulièrement vrai quand on jeûne et quand on veut perdre du poids. Vous voudrez parler à un expert sur la quantité d'eau dont votre corps aura besoin pour maintenir l'autophagie. Rappelez-vous ceci : si vous ne buvez pas assez d'eau, votre corps n'évacuera pas les toxines libérées. Alors vous faites encore plus de mal à votre corps et vous entravez encore plus votre progression.

Ceci étant dit, allez-vous chercher un grand verre d'eau, et asseyez-vous et lisez les histoires suivantes recueillies en ligne auprès de gens comme vous. Ils ont appris les bienfaits de l'autophagie et ont décidé de les partager avec le monde entier. Laissez-les vous inspirer pour que vous restiez ce grand pas aujourd'hui !

———

DE *MEDIUM.COM* / croissance personnelle :

"Bonjour 👋😄😄 Mon nom est Sumaya et grâce au jeûne intermittent (ou SI pour faire court), en 7,5 mois, j'ai perdu 50 livres, 10,5% de graisse corporelle et 40 pouces autour de mon corps. Ces résultats sont entièrement dus au fait que je n'ai pas pu faire d'exercice pendant les premiers mois en raison d'une fracture du pied.

Après l'université, j'ai passé au moins 5 ans et plus dans la catégorie du surpoids (pas grâce à de mauvaises habitudes, aux voyages et aux sorties au restaurant) avant de passer 5 ans et plus dans la catégorie de l'obésité (pas grâce au stress au démarrage, aux longues nuits et encore plus aux déplacements professionnels). Je suis maintenant officiellement dans la catégorie de poids normal (selon mon IMC).

J'ai tout essayé, de Jenny Craig/Weight Watchers à la préparation hebdomadaire des repas, en passant par le gymnase 4 à 5 fois par semaine. Bien que j'aie vu quelques résultats, je n'ai finalement pas pu suivre le rythme, et puis j'ai commencé à yo-yo'd. IF a été le moyen le plus simple et le plus facile à gérer que j'ai trouvé pour améliorer ma santé (et m'y tenir).

Cet article est destiné à mes amis (et amis d'amis) qui ont

suivi mon parcours santé sur Facebook, Snapchat ou Instagram et m'ont demandé par où commencer. Parce que l'intérêt a été dans les milliers (si incroyable !), j'ai décidé de partager cette information plus publiquement."

Note : Pour suivre les grandes lignes et les conseils de Sumaya plus en détail, veuillez cliquer ici. Elle passe le jeûne intermittent d'une manière sympathique. Jetons un coup d'œil à son journal de progrès en ligne pour voir comment cela a fonctionné pour elle. Elle note qu'elle a utilisé la balance numérique Weight Gurus Digital Scale avec le suivi par téléphone intelligent. Cette échelle particulière mesurait son poids, sa graisse corporelle et sa masse musculaire. L'application est gratuite, dit-elle, et elle lui a montré comment sa perte de poids était tendance. Cela lui a permis de décomposer ses objectifs en objectifs plus modestes. Cela l'a aidée à prédire, en se basant sur son taux de perte de poids actuel, à quel moment elle atteindrait ses objectifs. Son style de jeûne intermittent choisi était ce qu'on appelle le "style 4:3". Cela signifie qu'elle a mangé pendant quatre jours pendant la semaine et jeûné trois jours non consécutifs de la semaine.

Voici comment elle a établi son horaire :

"DIMANCHE : Jour de Mange // Je mange comme d'habitude tout au long de la journée, et je commence mon jeûne à 21h (cela signifie que j'arrête de manger ou de boire quelque chose avec des calories).

LUNDI : Jour de jeûne // les jours de jeûne, je ne bois que du café, du thé, des boissons non caloriques et de l'eau (l'eau gazeuse aromatisée comme La Croix a été géniale à jeun ; mon préféré est le parfum Peach-Pear). J'ajoute un peu de moitié-moitié dans mon café, et ce sont les seules calories que je consomme les jours de jeûne. Si/quand je ressens des douleurs de faim les jours de jeûne, je bois une bouteille/boîte d'eau gazeuse, et cela m'aide à passer la journée.

MARDI : Journée Manger // J'interromps mon jeûne à 9 heures du matin. Je mange toute ma journée de repas. Le total des calories que je consomme correspond à ma fourchette TDEE (dépense énergétique quotidienne totale). J'utilise cet outil pour calculer mon TDEE : https://tdeecalculator.net/index.php Je redémarre mon jeûne à 21h.

MERCREDI : Jour de jeûne // Comme le lundi.

JEUDI : Journée Manger // Comme le mardi.

VENDREDI : Journée rapide // Comme le lundi et le mercredi.

SAMEDI : Jour Manger // Comme le mardi et le jeudi.

DIMANCHE : Jour Manger // Comme le mardi, le jeudi et le samedi.

En résumé : MWF = Fast Days, TuThSaSu = Eat Days. Répétez chaque semaine, et vous verrez et sentirez la différence."

Pour ceux qui ne sont pas fans de son style sténographique, elle vous donne un aperçu plus détaillé de ce qu'ont été ses journées :

"Je commence mon jeûne à 21h et je termine le lendemain à 9h, mais ces horaires peuvent aussi être modifiés. Certains de mes amis préfèrent 19h/7h,

20h/8h, etc. pour mieux s'adapter à leur horaire de travail/famille.

J'ai trouvé que les jeûnes de style 4:3 ont bien fonctionné pour mes amis et moi en fonction de notre horaire travail/vie personnelle et de nos objectifs de santé personnels. Je ne pense pas à manger les jours de jeûne et si je mange trop, je ne me sens pas coupable (puisque je mange avec un déficit pendant la semaine). Je trouve qu'il est plus facile de réduire les calories sur une semaine (en utilisant le style 4:3 de l'IF) plutôt que tous les jours (en essayant de manger moins chaque jour)".

"Les jours de jeûne :

Avoir de l'eau sous la main (surtout de l'eau gazeuse comme La Croix) aide beaucoup.

Faites savoir aux gens que vous voyez souvent (amis, famille, collègues) que vous faites des expériences avec la FI. Vous serez surpris du nombre de personnes qui travailleront autour de votre emploi du temps, qui vous soutiendront et qui s'intéresseront à la FI.

Si vous avez besoin d'aide pour passer à travers une journée de jeûne, vous pouvez avoir jusqu'à 500 calories à manger sans qu'il soit techniquement considéré comme une rupture de votre jeûne. Les 500 calories peuvent être utilisées comme une béquille pour passer les premiers jours rapides. Après la deuxième semaine, vous ne devriez plus en avoir besoin.

Si, pour une raison quelconque, vous devez interrompre votre jeûne (et manger plus de 500 calories ou plus), comptez cette journée comme une journée de Mangez et mangez l'équivalent de vos journées complètes de calories (votre TDEE). N'essayez pas de jeûner le lendemain et respectez votre emploi du temps hebdomadaire."

"Les jours de repas :

J'ai découvert qu'une alimentation riche en protéines, surtout pendant les repas du midi et du soir, me permet de mieux me rassasier pendant mes journées de jeûne.

Il est très important de MANGER vos journées complètes de calories, car vous mangez déjà en déficit les jours où vous jeûnez. Ne sautez pas de repas et n'essayez pas de manger moins."

"Le jeûne intermittent peut être un défi, surtout au début, c'est pourquoi il est important d'avoir du soutien dès le début.

J'ai de la chance que ma sœur, mon frère et mes bons amis jeûnent tous avec moi maintenant (ce qui rend la vie plus facile).

Je vous encourage à présenter une pièce d'identité à un ami, un membre de votre famille ou même à un collègue pour que vous puissiez l'expérimenter ensemble !"

Ce que le récit de Sumaya nous dit, c'est que le jeûne et l'autophagie initiale ne sont pas aussi délicats que beaucoup de personnes plus récentes le supposent. Elle brise la façon dont elle a réussi à jeûner pour que n'importe qui puisse l'imiter.

IL EST difficile de s'engager seul à atteindre nos objectifs. Nous voulons tous partager une partie de nous-mêmes avec les autres parce que cela nous rappelle que nous sommes humains. Une façon significative de partager des parties de nous-mêmes, c'est par le biais de nos histoires. Pourquoi sont-ils si importants pour nous ? Eh bien, nous voulons savoir que d'autres personnes font face à ce à quoi nous faisons face. Nous voulons nous exprimer. Nous avons des difficultés qui surgissent dans nos vies. Nous nous attachons à ces histoires, qu'elles soient heureuses, tristes et même pleines de douleur. Ils deviennent des éléments essentiels de notre monde.

Raconter nos histoires n'est qu'un début. Nous leur disons de se libérer d'eux et de les regarder être comme de petits enfants, grandir et évoluer au-delà de notre esprit. Nous partageons nos histoires pour nous transcender. Nous voulons en apprendre davantage sur notre histoire en tant qu'êtres humains, et beaucoup d'entre nous espèrent qu'à un titre ou à un autre, nous pourrons faire une différence dans le monde avec nos histoires. Nous écoutons d'autres témoignages pour élargir nos perspectives. Nous voulons voir au-delà des horizons de notre esprit. Nous voulons agir au-delà d'une histoire parce que lorsqu'elle est enfoncée dans notre poitrine, elle est enfermée là et nous devenons prisonniers de nos propres pensées. Métaphoriquement parlant, il laisse notre esprit respirer lorsque nous pouvons enfin ouvrir la cage de notre poitrine et laisser les mots s'envoler.

Raconter ces histoires aide aussi à faire profiter les générations futures. À l'heure actuelle, nous vivons à l'ère de la technologie, où nous pouvons communiquer avec de nombreuses personnes dans le monde entier. Il est facile pour n'importe qui de mettre ses mots dans le monde. Les mots sont ce dont nous avions besoin lorsque nous avons appris l'autophagie pour la première fois. Les mots dont vous avez besoin d'être inspiré pour commencer le jeûne aujourd'hui. De plus, au moment même où nous écrivons ces lignes, nous nous sommes fait une partie de l'avenir, mais nous ferons partie du passé lorsque vous lirez ceci. Nos histoires sont ce qui relie le présent et le passé à l'avenir.

Aussi intense que cela puisse paraître, partager nos histoires et apprendre d'elles est une noble façon d'honorer ceux qui ont mis en place les fondements de la compréhension de l'autophagie ensemble. Laisser cette marque est un moyen pour nous d'éclairer ceux qui viendront après nous.

Nous avons tous beaucoup d'histoires en nous et des histoires encore plus puissantes à raconter à l'avenir, surtout après que l'autophagie et le jeûne ont changé votre vie !

Les histoires qui suivent se veulent rassurantes et vous aideront à profiter de l'occasion qui vous est offerte de bénéficier de leur sagesse. Cet échange, celui entre vous, le lecteur et les écrivains, peut avoir un impact très important parce qu'en tant que personne qui débute, vous pensez peut-être que vous avez besoin de l'aide et des conseils d'une personne réelle, quelque chose qui va au-delà du "discours scientifique". Le mot clé pour faire un si grand changement est "résilience". Ceci est renforcé par le fait que nous sommes tous à la fois des apprenants et des experts dans les différentes voies de la vie. Nous avons tous quelque chose à partager entre nous. La résilience et le changement sont apparus lorsque nous avons commencé à comprendre que les mots (et les pensées) peuvent avoir un pouvoir en eux. Nous oublions ce pouvoir, et c'est l'une des raisons pour lesquelles on sous-estime l'importance d'entendre les histoires des autres de leur cœur. Peut-être en apprendrez-vous davantage sur l'autophagie et sur vous-même après avoir lu ces récits. Ils clarifieront peut-être certaines des idées scientifiques les plus complexes que nous avons examinées dans le livre. De nombreuses personnes qui ont parlé d'apporter des changements à leur mode de vie à cette échelle ont répété à maintes reprises que le fait de s'arrêter pour raconter leur histoire et de lire ce que d'autres ont à leur sujet est un excellent rappel de ce qu'elles veulent faire. Il est si facile de s'écarter de la route proverbiale.

Avec tout cela à l'esprit, regardez les histoires suivantes directement des écrivains pour vous inspirer et pensez à la façon dont votre histoire sera ajoutée à la leur bien assez tôt !

———

DE : www.ginstephens.com/success-stories.html

Kim et Ryan Smith ont partagé leur histoire à succès !

"La rétroaction la plus courante que nous recevons des autres est qu'ils ne peuvent pas croire notre transformation, que nous sommes méconnaissables et que nous ne ressemblons pas aux mêmes personnes.

On n'a pas l'impression d'être les mêmes personnes non plus. C'est plus que les 200 livres que nous avons perdues. Après avoir lutté avec la nourriture pendant des décennies (lui depuis l'enfance, moi depuis mon milieu de la vingtaine), nous sommes enfin GRATUITS. Nous avons pris et perdu du poids. Nous avons essayé de nombreux régimes, séparément et ensemble. Nous avons lutté. Nous nous sentions démunis. Nous avons abandonné l'espoir qu'il y avait une meilleure solution. Au cours de nos 15 ans de mariage, nous avons dû faire face à de nombreux changements dans notre famille élargie, nos finances et notre carrière. L'alimentation dysfonctionnelle est devenue la seule constante stable au centre de nos vies.

J'ai trouvé le livre de Gin, Delay, Don't Deny, en mai 2017, à une époque où Ryan et moi suivions deux régimes distincts, ceux qui nous avaient fait perdre pas mal de poids. Je l'appelle la " lutte semi-réussie ", parce que même si ces plans nous avaient fait perdre du poids, nous étions toujours aux prises avec des fringales, la " tricherie ", et finalement, nous avons repris du poids une fois de plus. Nous avons lu le livre, nous avons commencé à jeûner proprement tous les jours, et soudain, tout s'est mis à sonner. Le jeûne était incroyable, notre nourriture avait un goût délicieux et nous pouvions manger ce que nous voulions. Manger de la même façon nous a aidés à nous aligner de bien des façons. Le reste du poids a fondu en quelques mois et l'entretien est si naturel. Nous ne faisons que retarder, nous ne nions pas.

Nous vivons maintenant une vie où la lutte a disparu. Les changements en nous transcendent grandement le physique. La paix et la joie ont remplacé la peur et l'angoisse - nous nous sentons vraiment LIBRES. Tout ce qui concerne notre mode de vie actuel - le temps et l'argent économisés, l'absence de fringales, la capacité de manger intuitivement et d'apprécier chaque bouchée de nourriture - tout cela semble trop beau pour être vrai. Mais ce n'est pas le cas - c'est vrai, c'est réel et c'est disponible pour tous ceux qui adoptent le style de vie de la FI. Je suis reconnaissante à Gin et la considère comme un véritable mentor - non seulement pour la perte de poids, mais aussi dans notre nouvelle entreprise d'écrire un livre qui raconte cette histoire de transformation dans son intégralité. Vous pouvez suivre nos progrès sur fastingfeastingfreedom.com. Je vous souhaite à tous un bon voyage !"

Voici Amber de l'histoire à succès de l'Indiana !

"J'ai commencé à prendre du poids lentement il y a

environ 10 ans. J'attribue cela à une période de stress extrême qui m'a poussé à arrêter de prendre soin de moi physiquement. Avant cela, j'avais toujours été ce que la plupart des gens considéraient comme mince. Il a fallu quelques années pour que le gain de poids devienne visible aux autres, et même alors, la plupart ne l'auraient pas considéré comme extrême. Ce n'est qu'à partir de 2015 qu'elle s'est vraiment fait remarquer.

J'ai rationalisé ma prise de poids, cependant, et me suis consolé avec la comparaison aux autres. À l'occasion, je rencontrais une image que je n'arrivais pas à jeter et j'étais confronté à la vérité. J'étais passée de la pointure 4-6 à la pointure 12-14 à la hauteur de ma prise de poids. Je n'avais aucune idée du poids que je pesais, car ma balance s'était cassée des années auparavant et je ne l'avais jamais remplacée.

À l'été 2017, j'ai fait un voyage à Bed Bath and Beyond, et sur un coup de tête, j'ai décidé de marcher sur l'une de leurs balances opérationnelles. Avant de le faire, j'avais deviné qu'à 1,75 m, mon poids serait de l'ordre de 160 livres. Je savais que ce n'était pas génial, mais dans mon esprit, je pouvais le justifier. Alors, j'ai marché sur la balance, et elle disait 188,8 livres. J'étais dans le magasin devant deux autres femmes et j'ai pleuré.

Dans un moment de clarté, j'ai décidé de me ressaisir et d'acheter la balance. Je suis rentré chez moi et j'ai fait une fête de pitié. "Comment cela a-t-il pu arriver ? Quand est-ce que c'est arrivé ?" Je connaissais la réponse aux deux questions. J'avais tout fait.

Le lendemain, je me suis levé et j'ai résolu le problème que j'avais créé. J'étais le seul capable de me sortir du trou. J'ai commencé par regarder ce que je mangeais, marcher tous les jours et me concentrer sur les graisses saines et le contrôle des portions. Peu de temps après, j'ai commencé un entraînement HIIT trois fois par semaine. J'ai perdu du poids avec cette approche, mais une chose étrange s'est produite.... J'ai découvert que lorsque je me levais le matin, je ne voulais plus prendre de petit-déjeuner. En fait, je n'aimais pas qu'on me dise que je devais le faire.

À un moment donné sur mon flux Facebook, j'ai commencé à obtenir de l'information sur le jeûne intermittent de diverses sources. Je me souviens avoir suggéré que les femmes jeûnent de 12 à 14 heures, puis qu'elles prennent leur premier repas. J'ai essayé pendant un certain temps et je me sentais bien de le faire.

Ce n'est qu'en novembre 2017 que Delay, Don't Deny : Le support jeûne intermittent est apparu sur mon flux Facebook. J'étais intrigué et j'ai rejoint le groupe. En un jour ou deux, j'avais acheté le livre et je l'avais lu en une soirée. Je n'ai jamais regardé en arrière depuis.

À partir de novembre, j'ai commencé à jeûner 16 heures par jour.

Rapidement, en l'espace de quelques semaines, je suis passé à 19 h 5, puis, peu de temps après, j'ai pris un repas par jour (One Meal a Day ou OMAD). C'était si naturel et libre. À la mi-décembre 2017, mon mari m'a rejointe à l'OMAD, et nous sommes toujours à ce jour à l'OMAD.

Avant si j'avais perdu 19 livres. Depuis que j'ai commencé IF début novembre 2017, j'ai perdu 31 livres supplémentaires pour un total de 50. Mon mari en a perdu 30. En plus de la perte de poids, nous avons tous les deux un nouveau souffle de vie et une appréciation mutuelle. Je n'ai plus à choisir mes vêtements en fonction de ce que je dois couvrir, mais plutôt de ce que je dois mettre en valeur. A 48 ans, c'est un GAGNANT certain. :) Mon mari a trouvé une endurance accrue pour son travail exigeant sur le plan physique en tant que constructeur à 57 ans.

Aucun de nous deux n'a l'intention de recommencer à manger comme avant.

Le jeûne intermittent est maintenant notre mode de vie.

Merci, Gin, d'avoir rendu cela accessible et facile à comprendre ! 🤍"

Voici l'histoire à succès d'Alex Boss !

"J'étais l'un de ces enfants qui pouvaient manger ce qu'ils voulaient tout en restant maigre (j'ai grandi et j'ai finalement atteint 1,90 m). Je pratiquais également de nombreux sports (natation, tennis, football). Dans la vingtaine, je me rendais au travail à vélo tous les jours (plus de 100 milles par semaine), ce qui signifiait que prendre du poids n'était toujours pas un problème pour moi. J'avais l'habitude de manger ce que j'aimais et autant que je le voulais et d'être encore mince, mais dans la trentaine, à la naissance de mon fils, j'étais trop fatigué pour aller travailler à vélo, je mangeais des collations sucrées juste pour me remonter le moral pour l'après-midi (ce qui bien sûr signifie que je suis tombé une heure plus tard et me suis mis à manger des collations riches en sucre...). J'ai lentement pris du poids, mais j'ai pris des mesures (pas de collations malsaines au travail) et j'en ai lentement perdu une partie jusqu'à ce que ma fille soit née. Encore une fois, les nuits blanches avec un bébé ont causé un mauvais régime alimentaire, manger pour rester éveillé au travail, trop fatigué et sans énergie, et pas de temps libre pour faire de l'exercice. J'ai gagné plusieurs kilos. J'avais toujours été entre 85kg et 88kg (187-195 lbs.), mais j'étais monté à 93kg (205 lbs.). Pas massive, mais je sentais que je n'avais aucun contrôle. Mes cuisses ont commencé à se frotter les unes contre les autres en marchant. Je pensais qu'il n'y avait pas de "retour". Je n'avais jamais fait de régime de ma vie, et tout ce que j'avais entendu me disait que "les régimes ne marchent pas" ! On finit par peser plus lourd. Les gens m'ont dit que le gain de poids est ce qui se produit quand on vieillit, que le métabolisme ralentit l'âge moyen, que c'est la vie... mais ce n'est pas ainsi que je me vois, et ce n'est pas ce que je veux être. Mais que pouvais-je faire ?

J'ai un diplôme en biologie, alors j'ai commencé à lire sur la biomécanique de la perte de poids. J'ai lu beaucoup de choses sur le métabolisme et le sucre, les régimes cétogènes, puis sur la résistance à l'insuline et le jeûne... J'ai regardé des documentaires et des vidéos sur YouTube, qui m'ont ensuite mené à des vidéos sur le régime alimentaire et ses bienfaits. C'est alors que je suis tombé sur le jeûne intermittent, je pouvais encore manger pendant 8 heures par jour et perdre du poids, développer mes muscles, guérir mon corps, et arrêter les montagnes russes de sucre toute la journée. Cela semblait trop beau pour être vrai ! J'ai commencé lentement, manquant juste le petit déjeuner et prenant le café noir (Yuk !!!), puis prenant le déjeuner à 12h et mangeant normalement, avec le dîner à finir à 20h. Au cours des deux premiers mois, j'ai eu des journées difficiles et des journées faciles, mais plus je nettoyais vite, plus cela devenait facile (et plus j'apprenais à aimer le café noir) et plus j'aimais ça. J'ai trouvé le podcast de Gin et Mélanie (www.ifpodcast.com), puis le livre de Gin et ses groupes de soutien. Je prends deux repas par jour (DAMM), habituellement dans une fenêtre de 8 heures, et parfois aussi peu que 5 heures. Avoir le sentiment d'être en cétose et de savoir que je brûle des graisses, de savoir que je contrôle mon poids et de savoir que je vais manger un grand repas satisfaisant plus tard, tout cela m'a beaucoup plu. Je mange si bien : pain, bière, pizza, chocolat, glace, hamburgers, steaks, fromage, pâtes, bacon ! Mais plus je le faisais longtemps, plus la quantité de nourriture que je voulais était petite, et les aliments plus sains me semblaient beaucoup plus attrayants. J'ai maintenant 1,5 ans d'ancienneté et je fais de l'IF tous les jours (enfin, la plupart des jours). Je suis plus maigre maintenant que jamais dans ma vie d'adulte (82 kg), j'ai le contrôle et j'adore cette façon de manger. C'est si simple et facile à appliquer, et j'adore même mon café noir ! Je me suis inscrite à un triathlon au mois d'août et j'apprends à devenir une athlète adaptée aux matières grasses.

J'ai hâte de vieillir, de me régaler de ce que je veux et de rester en pleine forme avec aisance. Tout est si simple : Retarde, ne nie pas !"

Kela de Caroline du Sud a également partagé son histoire à succès !

"Je l'ai fait !!!!!!!! Aujourd'hui marque mon 365e jour d'IF et c'est la première fois de ma vie que j'ai la volonté de me concentrer sur ma propre santé et mon bonheur.

Je mesure 1,75 m et j'ai toujours eu un "gros os" avec un IMC obésité/ surpoids. Mon poids le plus élevé était de 192 lb en octobre 2016, et j'ai perdu moins de 20 lb depuis que j'ai commencé IF il y a un an. J'ai toujours pesé "beaucoup", mais cela ne rend pas plus facile d'avoir encore un IMC dans la fourchette de surpoids malgré mon engagement à nettoyer le jeûne depuis le premier jour. Pour plusieurs, ce petit montant de perte serait une raison de cesser de quitter. J'ai passé la majeure partie de ma vie d'adulte dans une taille 12/14 pesant un peu plus que je ne le fais maintenant. J'ai commencé à porter des jeans taille 10. L'été dernier, j'ai acheté des vêtements neufs en taille 8. Maintenant, ils sont tous trop gros. J'ai dû acheter des sous-vêtements plus petits pour la première fois de ma vie d'adulte. Pour la première fois de ma vie d'adulte, les grands t-shirts sont trop grands pour moi. Ce bikini à string que j'ai acheté pour plaisanter...eh bien, c'est trop grand. J'ai couru plusieurs courses au cours des dernières années, et tous mes shorts et chemises de course sont trop grands. Je suis sur le point de m'engager pour un jean taille 6...mais pas encore. Je ne suis plus la fille qui est "grande" tout. Je pèse moins que ce qui figure sur mon permis de conduire... et nous savons tous que c'était un mensonge depuis le début. Je ne suis plus la "plus grande" personne quand je fais partie d'un groupe de personnes. Si vous avez été cette personne sans faille, vous savez combien c'est douloureux. IF a guéri certains des aspects auto-immuns de mon hypothyroïdie. J'ai vraiment l'air plus jeune ! C'est pourquoi nous n'abandonnons pas. C'est pourquoi nous faisons confiance au processus.

Je mange vraiment tout ce que je veux pendant ma

fenêtre. Je suis VRAIMENT doué pour retarder les choses, sachant que je n'ai pas à nier. Pendant la semaine de travail, je m'en tiens à l'OMAD. Pendant les week-ends, j'ai plus une fenêtre. Nous sommes partis en vacances cet été où je suis resté collé à ma fenêtre et n'ai pas pris de poids. Nous sommes allés à Disney pendant une semaine où je me suis collé à une fenêtre prolongée et je n'ai pas pris de poids. Cette période des Fêtes a été la plus détendue de toute l'année et les quelques kilos que j'ai pris (et que je perdrai d'ici la fin de la semaine) en valaient totalement la peine. Cette souplesse et le fait de ne pas restreindre ce que je mange m'ont aidé à réussir. Je suis sûr que je pourrais perdre plus de poids avec plus de restrictions, mais je peux vous promettre que je l'aurais fait il y a très longtemps. D'ailleurs, les gens ne voient pas mon échelle, mais ils voient certainement ma silhouette. Si seulement mon visage pouvait suivre le programme et s'affiner.... Mes préférences alimentaires ont certainement été le plus grand changement depuis que j'ai commencé IF. Je ne suis pas opposé au gâteau et aux bonbons, mais je ne suis plus aussi dépendant du sucre que je l'étais autrefois. J'avais BESOIN de quelque chose de sucré après avoir mangé, sinon je tremblais. J'ai lutté contre l'hypoglycémie régulièrement... mais pas une seule fois au cours des 365 derniers jours, même lorsque je donnais du sang. J'ai envie de légumes et de protéines de qualité. J'ai commencé à manger des vrais fromages de qualité pour la première fois de ma vie. L'idée de gaspiller mon seul repas en fast-food, en boîtes ou en sandwichs bon marché me fait mal à l'âme. Quand j'ai envie de sucreries, je m'oriente vers un goût spécifique plutôt que vers n'importe quoi et n'importe quoi dans le garde-manger. La pauvre petite Debbie est perdue sans moi. Malgré tout ce que j'ai essayé, je n'ai pas réussi à m'adapter au café noir, alors j'ouvre ma fenêtre tous les jours avec une tasse de café doux et crémeux comme mon propre petit "high five" pour m'y tenir.

Je sais que c'est long, mais j'espère que ça aidera quelqu'un d'autre à garder le cap. J'observe le régime de ma mère depuis le jour de ma naissance. J'ai grandi sans jamais savoir à quoi ressemblaient les vinaigrettes entières et les sodas sans régime. Je n'ai jamais compris pourquoi elle ne pouvait pas s'aimer elle-même et voir sa propre beauté, de la même façon, je l'aimais et je pensais qu'elle était si belle. Puis je suis devenue mère, et ces petits voyous ont fait à mon corps ce que j'ai fait au sien. Il est devenu très difficile de se sentir digne ou aimable. J'ai essayé Weight Watchers, j'ai compté les calories une fois et j'ai pris une pilule minceur (non merci), mais je n'ai jamais pu m'engager parce que je savais que ça ne marchait pas. J'avais vu ma mère perdre et gagner, perdre et gagner toute mon enfance. Elle a la volonté d'acier, et je savais que je ne serais pas à la hauteur. Mais ça... ça marche. Je n'ai peut-être pas perdu beaucoup de poids, mais j'ai guéri un corps très brisé et soigné une âme très endommagée. C'était pour moi. Je peux dire, sans aucun doute, que SI c'est devenu et restera mon style de vie."

Sarah Morley a aussi une histoire à succès !

"Je suis tombé sur la page Facebook de Delay, Don't Deny lorsque j'ai commencé à chercher dans Intermittent Fasting en juillet 2017. J'avais de plus en plus de difficulté à maintenir mon poids, même si je mangeais assez sainement et que je courais deux fois par semaine. J'ai acheté le livre de Gin, et c'était tellement logique. J'ai commencé à faire 16:8 à la fin juillet juste avant de partir en vacances pendant deux semaines. La semaine avant mes vacances, j'ai perdu environ 4 livres. J'ai fait un peu d'IF en vacances et à mon retour, j'ai commencé à faire 20:4 tous les jours. En septembre, j'essayais de suivre un régime à faible teneur en glucides et à haute teneur en matières grasses (LCHF), puis j'ai commencé à ajouter plus de glucides à mon alimentation. Je perds du poids régulièrement et mes mensurations diminuent chaque semaine. Quand j'ai commencé à chercher dans IF, j'étais une taille 14 pour le Royaume-Uni et maintenant, en décembre, je fais une taille 10. J'ai perdu 16 lb à ce jour et je me sens bien. Le soutien du groupe Facebook a été immense et le fait de voir tant d'autres personnes avoir du succès avec la DDD me motive encore plus. J'ai commencé à m'entraîner avec le poids du haut du corps au cours des quatre derniers mois, seulement deux fois par semaine et j'adore ça. Je m'entraîne souvent à jeun, et je peux voir que mes bras se mettent en forme et que j'obtiens une définition musculaire. Je n'arrive pas à croire à quel point ce mode de vie est facile et merci à Gin pour tout son soutien, ses connaissances et ses encouragements. J'ai présenté mon mari et ma sœur à IF et ils connaissent un grand succès. J'aime la liberté qu'il me donne et je ne me sens plus coupable des aliments que j'aime manger. J'ai 47 ans, et je suis de nouveau en meilleure forme que je ne l'étais dans la vingtaine. Le style de vie de DDD est pour toujours !"

Ajoutez Terry DeGraw au mélange !

"L'obésité morbide m'a accablé pendant plus de 15 ans. J'ai utilisé toutes les excuses possibles pour justifier mon alimentation : célébrer, joyeux, triste, les fêtes, même la mort de ma mère. Je me suis même dit que j'étais grosse et heureuse. C'est l'un des nombreux mensonges que je me suis dit au sujet de mon poids.

Je me plaignais souvent de mon poids, et un véritable ami m'a suggéré d'être pauvre en glucides. J'ai pris la décision de commencer après des vacances en avril 2017. Quand je suis rentré de vacances, j'ai commencé immédiatement, et en quelques semaines, je me suis senti moins ballonné. En soi, c'était très motivant. En juin, j'avais perdu 25 livres en mangeant deux œufs durs pour le déjeuner, deux pour le déjeuner et une petite portion de viande et de légumes verts pour le dîner. Je n'ai jamais triché, et je n'ai jamais mangé. J'étais et je suis toujours strict. En juillet, j'ai réduit mes 2 œufs du petit déjeuner à 1 et remplacé mes 2 œufs du déjeuner par une boisson protéinée de première qualité. En août, je n'avais pas faim pour le petit déjeuner, alors j'ai commencé à le sauter. J'ai commencé à faire des recherches et j'ai découvert le jeûne intermittent. Je me suis vite rendu compte que je jeûnais du dîner chaque soir jusqu'à ma boisson protéinée au déjeuner.

D'autres recherches ont révélé OMAD (un repas par jour). Je suis tombé sur les livres de Gin et son groupe Facebook. En septembre, j'ai lancé OMAD. Pour commencer OMAD, j'ai simplement coupé la boisson protéinée du déjeuner, et soudain je vivais un repas par jour, me sentant si bon et plein d'énergie. J'ai été instantanément accroché. J'ai perdu 55 livres de glucides en 5 mois, et j'ai perdu 37 livres de plus en faisant de l'OMAD pendant 2 mois. Mon objectif était d'être tout simplement normal, alors je me suis fixé un objectif de 150 lorsque j'ai commencé mon voyage à 237 livres. J'ai atteint cet objectif avec un faible taux de glucides et d'OMAD. Une fois que j'ai atteint 150, j'ai réinitialisé mon objectif à 145. Une fois que j'ai atteint 145, j'ai réinitialisé mon objectif à 137. Je mesure 1,65 m et pèse 137 livres, ce qui me place dans la catégorie normale sur les tableaux pour ma taille. Je suis passée d'un pantalon extensible pour femmes plus taille 20 et d'un haut 3xl à un jean taille 5 et des petits hauts du département juniors. Je suis encore sous le choc, et parfois j'ai peur que ce soit un rêve, et que je me réveille grosse. Mon mari ne s'est pas joint à moi à l'OMAD. Cependant, il mange peu de glucides avec moi et a perdu 46 livres. Nous sommes plus heureux en tant que petites personnes. Ça a été un grand voyage pour nous deux. Ma nouvelle révélation de manger pour vivre par opposition à vivre pour manger a changé ma vie. Je suis en bonne santé et pleine d'énergie. J'aurai 49 ans en janvier 2018, et j'en ai 30. Si je devais dire en quelques mots ce que j'ai appris de ce voyage, ce serait d'écouter mon corps et de faire confiance au processus du jeûne propre. Il m'a rendu ma vie. #OMADNESS"

Natasha de Trinidad parle de ses luttes personnelles et de ses triomphes aussi !

"Tout au long de ma trentaine d'années, j'ai eu des problèmes de perte de poids. J'ai essayé un bon nombre de stratégies, y compris les régimes 1000 Cal et HCG, les pilules de régime, les régimes brutaux d'exercice......vous l'appelez, je l'ai essayé dans ma quête pour perdre et garder le poids sur étagère. En fin de compte, je regagnerai tout et de plus en plus. Pourquoi ? Parce que j'aime la nourriture, je mangerais n'importe quoi...n'importe quand, et j'ai ce que j'ai restreint en abondance une fois que j'ai atteint mon objectif de régime. En février 2017, j'ai décidé un jeûne spirituel pour adopter de bonnes habitudes alimentaires. Oui, j'ai cherché Dieu pour régler mon problème. J'ai décidé que si mon corps est un temple de Dieu, alors je devrais le traiter comme tel. Je me suis lancé dans une prière et un jeûne rigoureux de 21 jours qui a commencé le 1er jour dudit mois. Pendant ce temps, je n'avais ni riz, ni farine, ni viande, ni sucre, et tout ce que je consommais, je le prenais avant 6 h et après 18 h chaque jour. Rien que de l'eau pendant les 12 heures. La plupart du temps, je ne prenais que le repas du soir parce que je travaillais ou parce que j'étais trop paresseux pour sortir du lit à cinq heures pour préparer le petit déjeuner.

Au bout de 21 jours, j'étais passé de 192 à 182 lb. J'étais extatique, et cela m'a incité à rechercher les bienfaits du jeûne. C'est alors que j'ai découvert ce que je connais maintenant sous le nom de jeûne intermittent. Oui, Dieu répond aux prières sincères. J'ai regardé des vidéos sur YouTube et lu des articles sur différents sites. Un jour, j'ai cherché sur Facebook le jeûne intermittent, et ce fut une agréable surprise d'y trouver autant de groupes sur IF. J'ai finalement opté pour le groupe OMAD (One Meal a Day) de Gin, et encore une fois, cela devait venir de Dieu, parce que j'ai vu des messages de "professionnels", et franchement, ils laissent beaucoup à désirer. Trouver le groupe OMAD de Gin était le début de la fin du régime yo-yo pour moi. J'avais finalement découvert une façon de manger sans me priver des aliments que j'aimais et que j'allais me défoncer après m'être privé pendant de longues périodes de temps pour suivre un régime.

Il s'est avéré que l'OMAD ne convenait pas à mon style de vie, mais 16:8, oui. J'ai finalement enseigné du groupe sœur Delay, Don't Deny, et c'est mon "sweet spot". Presque surnaturellement, je suis entré en possession du livre Gin's Delay, Don't Deny, et ça m'a été d'une grande aide. J'y fais encore référence parfois. J'aime le fait de ne plus être esclave ni de la nourriture, ni de la balance. Maintenant, perdre est amusant parce que c'est sans effort. Ma fenêtre ouvre à 8 h et ferme à 16 h parce que j'adore le petit déjeuner. D'ailleurs, c'est un autre avantage de l'IFing ; il est ajustable en fonction de votre emploi du temps et la RIGIDITÉ N'EST PAS NÉCESSAIRE !!!! Hé, je le jure sur cette "façon de manger".

L'histoire de Lisa Simpson est tout aussi convaincante.

"Je n'ai jamais été capable de faire les régimes normaux - les troubles de l'alimentation depuis l'adolescence (binge/purge), pensant que c'était un excellent moyen de perdre du poids. Ce n'est pas arrivé. Pour moi, il y avait de la bonne et de la mauvaise nourriture. Si j'avais mangé les bons, j'irais bien. Si j'ai mangé quelque chose que je considérais mauvais, j'ai ressenti cette envie écrasante de m'en débarrasser. Le poids n'arrêtait pas d'augmenter - tous les 5 livres que je prenais, j'aurais aimé être là où j'étais il y a 5 livres. J'ai eu de courtes périodes d'amaigrissement pendant que je faisais du théâtre communautaire, des promenades nocturnes avec mon chien et des exercices de jazz.

En fait, j'ai rendu visite à une amie il y a un an et j'ai vu qu'elle avait perdu du poids - elle a dit qu'elle ne mangeait que ce qu'elle voulait. À l'époque, cela me paraissait dingue, et j'ai rejeté cette idée - j'aurais aimé y prêter plus d'attention.

J'ai nettoyé mon régime alimentaire tout en faisant quelques recherches sur le fait de vivre avec un budget de timbres alimentaires. Moins de repas au restaurant, plus de repas à la maison. Je me suis joint à une coopérative et j'ai commencé à manger beaucoup de fruits et de légumes pour jouer.

Au printemps 2015, j'ai couru mon tout premier 5km, et lors de la fête des pâtes avant la course, Team World Vision était là et m'a dit qu'ils pourraient me faire passer du 5km au marathon à temps pour le marathon de Chicago en octobre. Pour une raison ou une autre, je les ai crus et je me suis inscrit. J'ai passé l'été à m'entraîner, en plus d'un peu de musculation pour renforcer mes jambes. Je pensais que courir devrait m'aider à perdre du poids. J'ai terminé ce marathon, très lentement. Je n'ai perdu que 3 kilos, et j'ai recommencé quand j'ai arrêté de courir. Fin 2016, j'ai trouvé IF (jeûne intermittent) et OMAD (un repas par jour). Je me suis souvenu de cet ami que j'avais visité. J'ai commencé en janvier 2017 avec un poids de 172, je portais surtout du 14.

Je n'ai vu absolument aucune perte sur l'échelle pendant au moins 3 semaines, mais mon ventre s'en allait, et mes vêtements étaient plus amples. J'ai fait un jeûne de 72 heures et j'ai perdu 5 livres, je me suis assis là pendant un moment ; un autre long jeûne avec une goutte, et je me suis assis là - mais alors mon corps semblait commencer à apprendre quoi faire.

J'utilise généralement une fenêtre de 4 heures pour manger, mais j'en ai d'autres plus longues lorsque quelque chose se présente. Je ne limite pas parce que ça me rendrait obsédé. Pas de journal intime, parce que ça me rendrait folle aussi.

Nous sommes maintenant en septembre 2017. J'oscille entre 146 et 148, mais mon corps est complètement différent. Je porte des vêtements de 4 à 8 ans. Je dors bien, ma peau est plus belle et j'ai beaucoup d'énergie. J'ai subi un examen médical récemment, et le médecin m'a dit que tous mes tests de laboratoire étaient excellents - mon taux de HDL était si élevé qu'il a compensé mon taux élevé de LDL.

L'IF et l'OMAD m'ont rendu ma vie, une vie avec confiance et liberté alimentaire."

Brian, de Californie, a également connu de grands succès.

"J'ai découvert ce mode de vie presque par accident. Un de mes amis a commencé un régime céto, et j'ai pensé que cela pourrait être dangereux pour lui, alors j'ai commencé à faire quelques recherches. Grâce à ces recherches, j'ai découvert les vidéos du Dr Fung sur YouTube et découvert OMAD (un repas par jour) peu après.

J'étais déjà en train de faire la vieille calorie dans le régime calorique (je venais de commencer) et je me suis dit : "Je peux le faire et c'est beaucoup plus facile".

J'étais à 265 lb à l'époque (avril 2017). J'avais ce que je croyais être de mauvais genoux et hanches à cause de mon âge avancé et, bien que j'étais un cycliste passionné, je me fatiguais facilement. J'avais arrêté de porter des jeans après avoir été incapable de boutonner mes 42 tailles et j'avais changé pour une salopette à temps plein.

À peine un mois après le début de l'OMAD, j'ai assisté à un concert en plein air en jeans que je ne pouvais pas porter avant et j'ai pu me tenir debout et danser comme si personne ne me regardait pendant 5 heures d'affilée ! Absolument aucune douleur aux genoux ou aux hanches !

J'ai cessé de me peser il y a environ un mois (juillet 2017) et j'avais perdu environ 40 lb à ce moment-là. Je porte actuellement un jean 38 à la taille, et ils sont de plus en plus lâches ! Je ne me suis pas senti aussi bien depuis mes 20 ans, sérieusement. Je ne suis plus facilement essoufflé lorsque je roule et j'ai coupé 5 minutes de mon trajet en vélo pour me rendre au travail ! OMAD a été un miracle pour moi, me permettant d'apprécier la nourriture (ce que je fais) sans culpabilité. Pas de calories, de grammes de graisse ou de grammes de glucides à compter. Si c'était le cas, je ne le ferais pas. Point final. J'ai tendance à être l'enfant qui serait à la hauteur de l'arbre dont on lui a dit de se tenir loin il y a 5 minutes, et ce rebelle intérieur a persisté jusqu'à l'âge moyen. Dis-moi que je ne peux pas le manger et je vais le fourrer dans ma tarte tout en te regardant droit dans les yeux, lol. Alors, qu'est-ce que je fais, tu me demandes ? Je mange une fois par jour. Point final. Je m'assieds pour un repas, et quand j'ai fini, j'ai fini jusqu'au lendemain, à quelques exceptions près. Qu'est-ce que je mange, demandez-vous ? Honnêtement, tout ce que je veux. J'ai des pâtes, de la pizza, des hamburgers, des cheesesteaks, des dim sum, de la nourriture mexicaine, de la nourriture indienne, des brats, des salades, des sous-marins, des steaks, des pommes de terre, etc. Rien, et je veux dire rien, n'est exclu du menu. La seule règle est de nettoyer rapidement. Je bois beaucoup de café, d'eau et d'eau minérale pendant mes jeûnes. Est-ce que je "triche" jamais tu me demandes ? Oui, une fois toutes les deux semaines environ. Habituellement, c'est à cause d'un événement social (fête, etc.), mais parfois juste parce que mon corps me crie dessus ! Je n'appelle pas ça de la triche. J'appelle ça vivre la vie. Pas de culpabilité, parce que c'est ce que vous faites la plupart du temps qui compte, pas ce que vous ne faites que de temps en temps. Mon corps est la preuve que ça marche !"

Donna a partagé son histoire personnelle et fait savoir que lorsqu'elle parle de "WOE", elle signifie "manière de manger".

"Retard, ne nie pas que ça a changé ma vie. J'ai été un condamné à perpétuité quand il s'agit de régimes. La restriction calorique et l'engouement pour les régimes amaigrissants sont devenus mon mode de vie. J'ai toujours perdu du poids rapidement mais j'ai rapidement perdu mon mojo. Mon mari et moi avons 2 beaux petits-fils (3 et 7). En les regardant dans les yeux, j'ai réalisé que FAT SUCKS et moi voulons être en bonne santé pour moi et pour eux. Une énorme révélation, n'est-ce pas ?

Une amie m'a parlé de Gin Stephens et de son livre de DDD. Bingo-un plan a été fait. J'ai commencé avec 16:8 mais je suis rapidement passé à OMAD (Un repas par jour) avec une fenêtre d'une heure pour manger. Découverte étonnante, le poids est tombé. Je le fais SI tous les jours, couplé à des exercices vigoureux 7 jours par semaine. Je garde mes glucides à 20 grammes et mes protéines à 20% de ma consommation. J'ai suivi un plan

LCHF (Low Carb High Fat) et j'ai perdu 75 livres en 18 semaines. Au revoir, double menton et joues gonflées. Bonjour, pommettes. J'adore cette façon de manger. Remercie ton Gin de m'avoir motivé. Les garçons te remercient aussi."

Voici l'histoire d'Helen Steinke !

"Bonjour, tout le monde ! Un peu sur moi-même. J'ai 54 ans et je suis une mère et une épouse au foyer. Je suis mariée à un homme génial qui est très favorable à cette façon de manger (WOE). J'ai un fils et une fille qui sont tous deux mariés, et deux petits-enfants. Avant mon hystérectomie complète en 2006, j'avais 150 livres. Après l'opération, mon poids a augmenté. J'ai essayé beaucoup de choses, y compris passer mes hivers au gymnase, manger des repas à faible teneur en glucides et me priver de tous les aliments que j'aime vraiment manger, avec très peu de succès. Tant que je suivais ce plan, je pouvais garder quelques kilos en moins, mais dès que j'arrêtais d'aller au gymnase, les kilos revenaient. J'ai pensé que je ne serai plus jamais aussi maigre, alors je dois apprendre à l'accepter. Eh bien, Dieu merci, ma sœur Katie m'a présenté si le 27 décembre 2016. Quand elle m'a expliqué cette façon de manger, ma réponse a été : non, c'est impossible. Comment pouvez-vous manger tout ce que vous aimez et manger tous ces glucides et perdre beaucoup de poids ? Connaissant ma sœur, elle ADORE ses salades et ses légumes, et elle peut à peu près vivre de ces choses seule. J'étais très hésitante parce que j'ADORE MES CARBES ..... et je pensais que sa perte de poids était due à son amour pour les salades et les légumes. Je me suis dit, qu'est-ce que ça peut faire mal ? Le pire qui puisse arriver, c'est que je ne perdrais pas de poids.

Je m'étais promis de faire un essai honnête pendant trois mois, et si je ne voyais pas les résultats, j'y renonçais, alors j'ai plongé et j'ai commencé avec 23 /1. Mon poids de départ......... 180 lbs. A exactement 7 mois plus tard, mon poids est de 149 livres. J'aurais aimé prendre des mesures, mais je ne l'ai pas fait. Je peux vous dire que j'ai des tailles réduites : Robe - d'une grande, trop petite ou moyenne. Pantalon - de 12 à 8 ou 6. Dessus - d'un grand à un petit.

Maintenant, pour tous ceux qui doivent s'asseoir et regarder leurs proches manger, je comprends combien c'est difficile, surtout au début. Je faisais un petit-déjeuner et un déjeuner géniaux pour mon mari et je devais sentir la nourriture que je cuisinais, puis m'asseoir là et le regarder manger pendant que j'étais assise là avec ma tasse de café.... C'ÉTAIT ÉVOLUANT ! Il y a eu des moments où j'avais envie de manger, mais je revenais toujours à cette promesse que je m'étais faite. Pendant le premier mois, quand ma fenêtre s'ouvrait, le réfrigérateur et la porte du garde-manger s'ouvraient aussi, et je mettais autant de nourriture que je pouvais dans ma bouche, et aussi vite que je le pouvais pendant que je préparais le souper... LOL .... et c'était que des glucides et de la malbouffe. Pour moi, après ma première semaine d'IF, j'ai réalisé que j'avais perdu du poids. Je n'arrivais pas à y croire ! Oui, c'était beaucoup de poids d'eau, j'en suis sûr, mais j'ai continué à perdre du poids après ça. C'était la seule motivation dont j'avais besoin pour continuer et je savais que je n'abandonnerais jamais cette façon de manger.

Mon plan est d'être 140 lb avant de commencer

l'entretien. Je sais que j'y arriverai parce que je n'abandonne pas cette façon de manger... JE SUIS UN PLUS RAPIDE POUR LA VIE ! Pour moi, le poids est tombé assez vite pendant les quatre premiers mois, mais les deux derniers mois ont été très lents. Pour tous ceux d'entre vous qui pensent que cela n'arrivera pas ou n'arrive plus, ça arrivera ! Continuez : c'est un changement de mode de vie. Tout ce que je peux vous dire, c'est... NE DONNEZ PAS ! Personne ne peut te soulager, sauf toi-même. Faites-vous une promesse et tenez-la. J'ai beaucoup entendu parler de ma sœur au cours de ce processus... FAITES CONFIANCE AU PROCESSUS ! Je vous dis donc à tous de faire de même. Lorsque les temps sont durs, trouvez quelqu'un à qui vous pouvez parler pour obtenir du soutien et vous aider à traverser les moments difficiles. Pour moi, c'était Katie et toutes mes sœurs. Merci, les filles, d'être là et de m'aider à traverser ça. Je n'aurais pas pu le faire sans toi !!!!! GIN l'a dit mieux que quiconque.... JE DÉSIRE D'ÊTRE PEAU... cela, mes amis, est resté avec moi. Et pour tous ceux d'entre vous qui sont en difficulté, dites-vous que vous voulez être la prochaine réussite... J'ai hâte de l'entendre !!!!! Merci, Gin, de nous avoir fait part de ta réussite, et merci pour toutes les recherches et le travail acharné que tu fais pour nous tous et pour avoir partagé ce mode de vie formidable avec nous tous."

Voici l'histoire de Terri.

"J'essaie de perdre du poids depuis 20 ans. J'ai essayé presque tous les régimes. J'ai passé environ 10 ans à essayer et à échouer à Carb Addicts Diet et Atkins. Je pensais juste que j'étais un échec total parce que je ne pouvais pas rester loin des glucides. Je me sentais mal quand je m'en tenais à ma faible teneur en glucides comme je devrais l'être. J'étais pré-diabétique, je souffrais d'hypertension artérielle et j'avais de la difficulté à me déplacer. Mon poids maximum était de 299. J'ai perdu et récupéré les mêmes 50 lb encore et encore et encore et encore. J'avais perdu tout espoir et je me suis résigné à être malade et gros pour toujours lorsque, pour une raison quelconque, la page Facebook de l'OMAD (un repas par jour) a été annoncée sur mon fil. J'ai vérifié, puis j'ai acheté The Obesity Code et je l'ai lu en une seule séance. Je ne pensais pas pouvoir faire les longs jeûnes dont parle le Dr Fung dans le livre, alors je l'ai rangé. Le lendemain, par curiosité, je suis retourné à la page de l'OMAD, j'ai lu le livre de Gin et j'ai décidé ce que j'avais à perdre, et je l'ai essayé. 7 mois plus tard, j'ai perdu 55 lb au total. Ma tension artérielle est normale, mon taux d'A1C est normal et je me sens bien ! C'est la première fois de ma vie que je me sens en contrôle de la nourriture. Et je mange tout ce que j'aime, même les CARBES ! Je n'ai jamais rien mangé d'aussi long. J'ai l'intention de le faire pour le reste de ma vie.

100% DE FOI EN RETARDANT, PAS EN NIANT, & JE SUIS LA PREUVE DE SON SUCCÈS !

Aujourd'hui marque un mois de jeûne intermittent pour moi !!! J'ai perdu 5 kilos et quelques centimètres !

J'ai eu beaucoup de chance d'avoir toujours eu un poids santé la majeure partie de ma vie. Je viens d'avoir 34 ans, et après avoir eu un bébé #3, j'ai aussi reçu un diagnostic de Hashimoto's il y a environ un an en plus d'avoir un bébé. C'est vraiment trop lourd pour moi. Je n'ai jamais eu à me soucier de la nourriture. J'ai toujours été capable de manger ce que je voulais, autant que je le voulais et quand je le voulais et je n'ai jamais gagné une once d'énergie. Au contraire, je perdrais du poids. C'était génial. C'était génial. Cela m'a donné une excuse pour aimer encore plus la nourriture. J'ai adoré quelques repas Big Mac et beaucoup de boissons gazeuses et de boissons sucrées Starbucks à haute teneur en calories. Je n'avais aucun contrôle sur moi-même et je mangeais comme un cochon à mon goût tout en continuant à porter un tout petit bikini.

Avance rapide jusqu'à aujourd'hui -- si je ne fais que regarder un Snicker's bar, je prends dix livres. Alors, imaginez comme c'est difficile pour quelqu'un qui est devenu dépendant de la restauration rapide, de la malbouffe ou du sucre et qui n'a jamais eu de limite....alors maintenant, c'est presque comme si je sortais d'une drogue comme si j'étais en train de me faire désintoxiquer légalement. C'est vraiment très dur !

J'ai essayé des centaines de régimes et j'ai échoué à chacun d'entre eux !!! C'est dur de suivre un régime ! Ce n'est pas pratique, et c'est ennuyeux ! Sans parler de la punition à l'état pur !

J'ai trouvé le groupe Facebook, et grâce à Gin Stephens et à son incroyable livre, je suis tombé amoureux de DDD (Delay, Don't Deny) et OMAD (One Meal a Day) !!!! C'est la MEILLEURE chose qui me soit jamais arrivée !!!

En 30 jours, j'ai perdu 16 livres et 2 + pouces. Ma peau est claire et rayonnante. Les seules envies que j'ai maintenant sont de faire de l'exercice et j'aime mon café noir maintenant !!! (Si tu m'avais dit il y a un mois que dans 30 jours je boirais mon café noir, je t'aurais ri au nez

! J'ai un contrôle total sur mon appétit en savourant de grands repas succulents, parfois une assiette de nachos ou de pizza, parfois une salade d'épinards. Mon corps me dit ce dont j'ai besoin et de quelle quantité j'en ai besoin quand j'en ai besoin, et la meilleure partie de tout, mon corps me dit maintenant exactement quand je dois arrêter de manger. Je n'ai plus à me soucier de l'alimentation toute la journée, je ne m'inquiète plus des calories et j'ai économisé beaucoup de temps et d'argent en passant à OMAD. Les membres de ma famille et mes amis qui m'ont lapidé pour m'avoir fait SI me demandent maintenant conseil pour que je commence à manger de cette façon.

Je ne me suis jamais sentie aussi en contrôle de ma vie et je ne me suis jamais sentie aussi en meilleure santé qu'aujourd'hui ! Si vous n'êtes pas DDD'ing, alors vous ne savez vraiment pas ce que vous manquez !!! C'est ma nouvelle vie. Je n'y retournerai jamais !!!"

Une personne du nom de "The Awakening" a également raconté leur histoire.

"J'ai commencé à suivre un régime en 1968 quand j'avais 14 ans. J'ai compté les calories dans divers régimes. J'ai compté les glucides dans le régime des marins quand j'avais 18 ans, puis plus tard dans le régime des Atkins et récemment dans le régime des nouveaux Atkins. J'ai compté des points sur le régime Weight Watcher's Diet à quelques reprises. En plus, il y a eu beaucoup de régimes à la mode que j'ai essayé. J'ai toujours perdu un peu de poids pour ensuite tout reprendre et même un peu plus.

J'ai découvert le jeûne intermittent l'été dernier et j'ai commencé à le pratiquer tous les jours le 1er août 2016. Je jeûne 19 à 22 heures par jour et j'ai une fenêtre de 2 à 5 heures par jour pour manger. J'ai perdu 41 lb jusqu'à présent et 8 1/2 pouces à la taille. Il n'y a pas de mots pour exprimer à quel point je suis heureux et reconnaissant maintenant. Je ne compte plus rien. J'ai 62 ans, mais j'ai l'impression d'avoir 30 ans. Je ne prends aucun médicament, je dors comme un bébé et j'ai tellement d'énergie que parfois je ne sais pas quoi faire de moi-même. Je vivrai toujours ce style de vie !"

Brian nous dit à quel point il est reconnaissant pour le changement dans sa vie !

"Voici une petite histoire qui explique pourquoi je suis si reconnaissant pour ce mode de vie. En janvier, j'ai commencé à chercher à perdre du poids par la chirurgie bariatrique. J'avais tout essayé. Les régimes ont échoué, je n'ai pas eu le temps de faire de l'exercice, et mon corps me faisait mal tout le temps. Je souffrais de diabète et d'hypertension.

Un ami au travail a commencé à me parler du jeûne et à me dire à quel point c'était merveilleux. J'ai commencé à faire des recherches pour lui prouver qu'il avait tort, et je n'ai pas pu. J'ai acheté les livres, j'ai décidé d'essayer et de voir ce qui se passe. Mon opération était prévue pour le 20 juillet. J'ai dû assister à 6 réunions avec la diététiste, à des réunions avec le physiothérapeute et à des réunions avec les médecins. L'assurance veut voir si vous êtes sérieux au sujet de la perte de poids, ainsi vous devez perdre un certain genre de livres pour qu'ils approuvent couvrir le coût. J'ai fait tout ce qu'on attendait de moi.

J'ai commencé fin janvier - début février avec IF. J'ai déménagé à l'OMAD (un repas par jour) à la fin février et j'ai visité Paris, Chicago et Chattanooga et j'ai mangé beaucoup de nourriture pour mon repas par jour. J'ai tellement d'énergie que j'ai arrêté notre service de pelouse alors que je tondais l'herbe maintenant. J'ai cessé de payer pour les lavages de voiture depuis que j'ai lavé ma voiture et ma femme. J'ai cessé de payer mon abonnement au gym parce que j'ai un vélo d'exercice, des poids libres et beaucoup de travail à faire à la maison. Donc, si la santé est un changement de mode de vie - cela a définitivement changé ma façon de vivre et ma mentalité quand il s'agit d'alimentation. J'ai tendance à considérer la nourriture davantage comme du carburant et non comme une tâche que je dois accomplir (" mange tout ce que je vois - tu as faim Brian ! ").

Aujourd'hui, c'était ma dernière visite avec ma diététiste. Comme j'ai perdu 38 lb depuis que j'ai commencé, j'ai décidé d'annuler mon opération. J'ai jusqu'à la fin de l'année pour changer d'avis, mais... si j'y pense, le mode de vie que je mène actuellement en vaut la peine. J'ai amélioré ma vie pour le mieux. Ma maison a l'air bien, les voitures ont l'air bien, et j'ai l'air bien, le compte en banque a l'air bien (ne pas dépenser beaucoup d'argent pour la nourriture). Ma glycémie se situe maintenant dans la fourchette du prédiabète. Mon corps est plus propre, je n'ai pas de douleurs et de courbatures que j'ai l'habitude d'avoir. Je n'ai pas atteint mon objectif de poids, mais je suis dans mon état d'esprit. C'était bien d'aimer la nourriture, mais ne la laissez pas vous contrôler ; devenez un membre actif dans votre vie et cessez d'être paresseux, et profitez de la vie que vous vivez.

Un grand merci à Gin et à tous les membres du groupe OMAD FB. J'ai l'impression d'avoir renaît. Je sais que je ne perdrai peut-être pas aussi vite que certains, mais tout bien considéré, l'avenir s'annonce extraordinaire. Je voulais atteindre mon objectif de poids cette année, mais cela pourrait prendre une autre année, et cela me convient parfaitement. La vie, c'est le voyage et non la destination, alors je laisse tomber la fenêtre et je profite de la brise, sachant que je suis sur la bonne voie vers le succès !"

Jetons un coup d'oeil à l'histoire de Kate.

"J'ai lutté avec mon poids toute ma vie. Je m'en suis occupé jusqu'à ce que j'arrive en 8e année, et j'ai décidé de sauter sur la tendance à faible teneur en gras qui était si populaire au début des années 90. Et ça a marché ! J'ai perdu 80 livres, je me suis réjouie d'être enfin mince et "normale", puis j'ai tout remis en place dès que j'ai recommencé à manger "normalement".

Le poids a lentement augmenté au fil des ans. J'ai fait des allers-retours ici et là. J'ai essayé de faire de l'exercice et divers régimes à la mode, avec un succès minimal, et j'ai finalement atteint mon poids maximal de 273 livres en 2015. En fait, je ne me souviens même pas d'avoir été si lourd (je crois que je l'ai bloqué), mais je sais que c'est vrai parce qu'il a été enregistré dans mon tracker fitness à ce moment-là.

J'ai commencé mon voyage actuel de perte de poids en suivant un régime pauvre en glucides et en cétogènes au printemps 2016. J'avais entendu parler de keto par un ami qui en vantait l'efficacité. J'ai lu sur le sujet et j'ai commencé à manger de cette façon, et c'était efficace, mais je ne pouvais m'empêcher de penser que j'étais encore esclave de mon poids. Bien sûr, je pouvais manger tout le bacon que je voulais, mais je ne pouvais pas me sentir libre de fêter ça avec un morceau de gâteau d'anniversaire avec ma famille ou un verre de vin avec des amis. J'avais cette inquiétude constante qu'une molécule de glucides redoutables effacerait tout mon dur labeur. Je n'ai jamais pu me sentir totalement "normale" de manger pauvre en glucides. Ce n'était pas un changement de mode de vie réalisable pour moi, parce qu'il ne me permettait pas de vivre pleinement.

Heureusement, un de mes amis (le même ami qui m'a initié au jeûne, en fait) m'a dit d'aller voir Intermittent de jeûne. J'ai fait quelques recherches en ligne, ce qui m'a mené au site de Gin et au groupe Facebook. Avant d'interagir avec le groupe, j'ai acheté son livre, j'ai lu et j'ai commencé. Ça a complètement changé la donne. Non seulement je maigris avec aisance, mais j'ai une énergie et une confiance incroyables, mes envies de nourriture malsaine ont considérablement diminué, je bois des tonnes d'eau et je n'ai plus peur de manger avec d'autres personnes. Je n'ai plus à m'inquiéter de ne pas pouvoir trouver quelque chose à manger au restaurant ou dans les fêtes. Je n'ai plus à limiter les types de repas que je peux préparer avec mon fiancé (bénis soit-il, il a abandonné beaucoup de délicieux glucides à un moment donné). Le jeûne intermittent m'a vraiment donné quelque chose que je n'aurais jamais cru avoir : Liberté !

J'en suis actuellement à mon premier objectif de poids, ayant perdu près de 100 livres ! La prochaine étape est de continuer à être un IF'er impressionnant, d'aller au gymnase pour obtenir svelte, et de continuer à faire passer le mot aux autres qui luttent avec leur poids ! C'est un mode de vie que tout le monde devrait connaître. Merci, Gin !"

Voici l'histoire de Dave.

" Mon voyage à jeun intermittent d'un repas par jour a commencé le 3 janvier 2017. La veille du jour de l'An, j'avais 283 livres, un taux de cholestérol élevé, une tension artérielle élevée et un taux élevé d'enzymes dans mon foie. Je me sentais mal et j'en avais assez d'être moi.

J'ai toujours remarqué que je n'avais jamais faim naturellement jusqu'à environ 14 h tous les jours, alors j'ai décidé d'essayer de ne manger que le souper et de commencer à chercher à voir si quelqu'un d'autre faisait quelque chose de fou comme ça pour perdre du poids et être en meilleure santé.

J'ai trouvé le livre de Gin grâce à une recherche sur Facebook et j'ai rejoint sa page (que j'adore), et ils ont acheté le livre Delay, Don't Deny. Après l'avoir lu et en suivant tous les conseils et les directions, j'ai commencé à changer, et le changement pour moi est venu rapidement. Maintenant, seulement 3 mois plus tard, tous mes tests sanguins sont revenus normaux la semaine dernière ! J'ai perdu 37 livres et j'ai l'intention d'en perdre 35 de plus. J'ai un nouveau mode de vie, ça arrive une fois par jour."

Écoutez le témoignage de Nick !

"Mon témoignage est long, alors si vous préférez la version des notes de la falaise : J'étais de 235 lb en 2008 et de 180 lb aujourd'hui en 2017 ; 25 lb de la perte est attribuée à 100 % au jeûne intermittent et à un repas par jour, qui s'est produit sur une période de deux mois. Je n'ai jamais connu une façon aussi facile de manger qui apporte d'innombrables bienfaits pour la santé et une nouvelle relation avec la nourriture.

Maintenant, pour ceux qui veulent en savoir plus, c'est parti. En 2004, j'ai mis fin à une relation de 20 ans avec l'amour de ma vie : Crystal Methamphetamine. Comme c'est le cas pour beaucoup de dépendants en rétablissement, j'ai remplacé une dépendance par une autre, la nourriture. Entre 2004 et 2008, je suis passé de 185 lb à 235 lb, pour un total de 50 lb, tous gras confondus. Non seulement j'avais l'air horrible, mais j'ai commencé à avoir des problèmes de G.I. ; il était temps pour un changement. Après quelques réflexions, la première chose que j'ai faite a été de devenir végétarienne en 2008. C'était autant pour le bien-être des animaux que pour ma santé. Je ne mangeais toujours pas correctement et il me fallait un certain temps avant d'arrêter de consommer de faux produits carnés transformés, qui sont remplis de soja et d'une tonne de produits chimiques multisyllabiques, comme ma principale source d'alimentation. En 2010, j'ai regardé Fat, Sick and Nearly Dead et j'ai incorporé des jus dans mon alimentation. La centrifugation m'a aidé non seulement à perdre environ 10 à 15 lb, mais j'ai aussi appris à apprécier le goût des fruits et légumes frais. Après environ 6 mois de centrifugation, j'ai décidé d'arrêter de gaspiller autant de nourriture et de tout manger ; je jetais toutes les fibres riches en nutriments et je ne buvais pratiquement que de l'eau sucrée. Maintenant, je préparais mes propres repas à partir de produits frais, mais je mangeais 3 à 4 fois par jour. À ce moment-là, on m'a présenté un programme qui éliminait toute la farine et le sucre de mon alimentation. C'était de loin le programme le plus douloureux et le plus restrictif que j'aie jamais rencontré. J'ai eu beaucoup de succès avec cela, mais comme le temps le prouverait, c'était insoutenable. J'ai trouvé un post de Facebook 2012 : "Poids cible de 180 atteint aujourd'hui ! Le poids le plus élevé était 235. Rebond entre 218 et 235 depuis plusieurs années. L'an dernier, j'ai éliminé la farine, les aliments transformés et le sucre ; au cours des cinq derniers mois, j'ai suivi un régime principalement végétalien ; l'élimination de la laiterie m'a vraiment aidé ainsi qu'une charge d'exercice." Donc atteindre 180 livres. J'étais devenu végétarien avec un régime principalement végétalien et j'avais aussi éliminé toute la farine, le sucre et les aliments transformés. Je me souviens de 2012 et 180 livres comme d'une jubilation, mais aussi que c'était un processus si ardu et que je n'étais certainement jamais satisfait de la nourriture que je mangeais et que j'avais toujours l'air d'avoir faim. Je faisais de l'exercice pendant 90 minutes par jour au gymnase ; atteindre ce point était un effort énorme et, rétrospectivement, voué à l'échec. Comme pour tous les régimes hypocaloriques, c'était totalement insoutenable, et en l'espace d'un an, j'avais consommé de la farine et du sucre au point d'atteindre 200 lb. C'est alors que j'ai appris l'existence du jeûne intermittent sur la page Facebook du Dr Joseph Mercola. J'ai adoré la science derrière ce concept et l'ai mis en œuvre en 2014. Un horaire de 16:8 qui ; je suis finalement tombé à 19:5. En juin 2014, j'ai atteint un poids sans précédent de 177 lb en gardant une fenêtre de cinq heures, mais je me refusais aussi tout sucre transformé, et je mangeais beaucoup de légumes crus ; encore une fois pas très satisfaisant ou durable. En juillet 2014, mon mari a subi une opération au cerveau, et j'ai pris congé du travail pour m'occuper de lui. C'est à ce moment-là que j'ai pris l'avion par la fenêtre et je suis retourné aux redoutables 3 repas par jour. Lentement, au début, 5 lb, 10 lb, 10 lb, 15 lb ; la même tendance s'est manifestée de sorte qu'au printemps 2016, j'avais atteint 205 lb.

En décembre 2016, quelque chose a finalement commencé à changer en moi. Je ne me souviens pas où j'ai découvert l'idée d'un repas par jour, mais j'ai commencé à regarder des vidéos YouTube sur l'idée. Puis, le 24 décembre, j'ai dit à mon mari ce que j'envisageais de faire et lui ai demandé son soutien ; il me l'a donné sans poser de questions. Le jour de Noël 2016 a été ma première tentative d'un repas par jour. J'ai choisi une fenêtre d'une heure entre 10h30 et 11h30. Au travail, il y avait un repas de Noël pour tous les employés. Ce qui a été difficile, mais j'ai réussi ; le premier jour a été un succès ! Après avoir constaté que je n'avais pas flétris de faim, j'ai décidé que si j'essayais d'adopter ce mode de vie, j'aurais besoin d'en prendre l'habitude : je me suis engagé à l'OMAD pour 30 jours. Cela s'est avéré être un outil merveilleux, et je recommande à tous les débutants de s'engager à respecter un échéancier pour faire de cela votre nouvelle norme. C'est aussi à cette époque que j'ai cherché sur Facebook une communauté de personnes partageant les mêmes idées, et heureusement, le premier groupe que j'ai trouvé était celui de Gin Stephens, One

Meal a Day IF Lifestyle. Pour un ancien joueur de douze pas qui n'aime pas beaucoup les groupes, ce groupe a fait toute la différence dans le monde et est une grande partie de mon succès. Je n'ai jamais connu un groupe de personnes aussi positives et inspirantes. Après avoir fait partie de cette communauté pendant seulement quelques jours, j'ai décidé d'acheter le livre de Gin : Delay, Don't Deny, que j'ai trouvé être un excellent livre surtout pour quelqu'un qui commence à peine ce style de vie. Aujourd'hui, je suis à 5 livres d'un nombre arbitraire de 175 livres. Je ne sais pas quel sera mon poids réel au bout du compte ; j'attends de voir ce que ce corps décidera. Chaque jour, j'apprends à écouter ce corps parce qu'il sait exactement ce dont il a besoin et combien il doit peser. Il n'y a vraiment aucune raison que je ne puisse trouver, de ne pas continuer ce style de vie et cette façon de manger ; il y a tellement de liberté et de pouvoir avec ce mode de vie. 14 février 2017."

Voici Laura de Bristol, au Royaume-Uni, qui raconte son histoire.

"Je suis la mère de 3 jeunes garçons. Avant d'avoir des enfants, j'avais toujours lutté avec mon poids, et j'étais ce que les gens appellent un régime yo-yo, prenant du poids et perdant alternativement en quelques mois. J'ai eu 2 enfants à 15 mois d'intervalle, et mon poids a grimpé en flèche. J'ai été initié au jeûne grâce au régime 5:2 et j'ai perdu environ 30 lb. Puis, je suis tombé sur le jeûne intermittent : Un repas par jour et jeûne-5. C'était un concept que je pensais pouvoir suivre après avoir fait des recherches sur tout cela.

Juste avant de commencer ce nouveau mode de vie, j'ai découvert que je m'attendais à mon troisième paquet de destruction et de malice. Lors de ma dernière grossesse, j'ai mis plus de 4 pierres (56 lb), et ce poids n'allait nulle part après avoir eu un petit homme. 3 mois après la naissance de mon fils, j'ai décidé que c'en était assez, et j'ai trouvé la page de Gin. Je me suis dit : "Allons-y !" Bien que je sois un membre très silencieux du groupe Facebook, j'y participe tous les jours. Le soutien a été incroyable.

J'ai commencé à faire de l'IF, et maintenant un peu plus de 2 ans plus tard, j'ai perdu plus de 68 lb et je suis à seulement 5 lb d'une cible que je n'avais pas atteinte depuis plusieurs années. Je crois vraiment SI ce qui m'a apporté est là. Les amis et la famille ont toujours été sceptiques, et bien sûr, j'entends les remarques habituelles de "mourir de faim" et "ce n'est pas sain". Je leur laisse maintenant avoir leur opinion, mais personne ne peut nier après avoir vu mon avant et après ça, ça ne marche pas. Je me sens si chanceuse d'avoir trouvé ce nouveau mode de vie. Certains jours sont plus difficiles que d'autres, et lorsque la vie vous lance une balle courbe, vous devez résister à la tentation de retomber dans vos vieilles habitudes. Je sais que je me sens en meilleure santé, que je dors mieux et que j'ai plus d'énergie. En fait, je commence à prendre plaisir à revoir mon reflet dans le miroir, et à ne pas l'éviter à tout prix, comme cela a été le cas ces 5 dernières années.

N'IMPORTE QUI PEUT LE FAIRE !

Je n'aurais jamais pensé écrire une histoire à succès. Après avoir donné naissance à mes trois enfants, j'avais environ 80 kg (176 livres) et j'ai commencé un repas par jour

(OMAD) après ma demande en mariage en octobre 2016. Je pensais que ce serait difficile... mais c'est la chose la plus facile que j'aie jamais faite ! Seulement abandonner mon soda diète et boire mon café noir a été une chose difficile à faire - -) J'ai perdu 32 livres (16 kg) jusqu'à présent sans faire d'exercice et je mange ce que je veux avec ma famille dans ma fenêtre (généralement 3 ou 4 heures). Depuis l'OMAD, j'ai l'impression de m'être évadé de la prison diététique :) Je peux faire ça pour le reste de ma vie. Si heureux d'avoir trouvé OMAD, et le livre avait vraiment du sens, j'en ai tellement appris !"

L'histoire suivante peut être trouvée à l'adresse suivante

http://foodcanwait.com/home/my-weight-loss-journey-intermittent-fasting/

Tiré de Mimi intitulé "Le jeûne intermittent : Mon parcours de perte de poids" "Vous vous reconnaîtrez peut-être dans ces paragraphes. Avant de commencer à pratiquer le jeûne intermittent quotidien, ma journée consistait à manger constamment. Je prenais souvent plaisir à prendre une tasse de café, de chocolat chaud ou de thé avec de la crème et du sucre le matin. Avant l'heure du dîner, je prenais probablement une collation - parfois nutritive comme du raisin ou une pomme, et parfois moins nutritive comme des croustilles de pommes de terre, un beignet ou des biscuits.

À l'heure du déjeuner, j'étais prête à manger de nouveau et je prenais probablement un repas à la cafétéria voisine - un sandwich, peut-être une salade, et le vendredi, probablement une commande de poisson frit. Dans l'après-midi, il était temps de prendre une autre collation pour me retenir jusqu'à ce que je rentre à la maison. Pendant l'heure du dîner, je mangeais presque toujours quelques secondes, parfois des tiers, et tard le soir (je suis un noctambule), je grignotais à nouveau des sucreries comme des biscuits faits maison ou du pain et/ou quelque chose de savoureux comme des noix, du fromage ou des chips.

Même si j'aimais les légumes comme les courgettes, le brocoli et le chou, mes aliments préférés étaient le riz blanc, le pain et les haricots. Je ne m'en suis jamais lassé et j'en mangeais tous les jours, et je le faisais souvent. Je ne me livrais pas si souvent à la restauration rapide, mais même lorsque je cuisinais à la maison, on se souciait peu de savoir si les protéines que je préférais étaient frites, cuites au four ou en ragoût, ni la quantité de gras, de glucides et de calories que je consommais. Bref, je mangeais n'importe quand et ce que je voulais.

Cette habitude alimentaire s'est répétée à maintes reprises, jour après jour, en plus d'un mode de vie essentiellement sédentaire au bureau, ce qui m'a permis de peser 237 lb au 30 juin 2014. Je savais qu'il n'était pas sain de manger comme je le faisais, mais je me sentais incapable de contrôler mon appétit même après avoir essayé à peu près tous les coupe-faim naturels dont j'avais entendu parler - Sensa, garcinia cambogia, cétones de framboise, et autres.

J'avais essayé de suivre un régime plusieurs fois dans ma vie et j'avais perdu 20, 30, et même 40 livres à l'occasion pour tout récupérer, et même plus. Mais maintenant, j'avais presque peur de perdre du poids de peur que la perte de poids initiale ne conduise à être encore plus lourde à la fin. Je n'étais pas tout à fait conscient de ce que je faisais à mon corps pendant les poussées de calories que je lui donnais ; et, après un certain temps, je ne m'en souciais pas beaucoup. Après tout, je n'avais ni diabète, ni hypertension, ni maladie grave et je ne prenais aucun médicament. De quoi fallait-il s'inquiéter ? Je n'avais pas toujours eu une attitude aussi nonchalante à propos de mon poids. En 2004, j'avais perdu 40 livres sur le régime Atkins et je l'ai gardé pendant deux ans pour le reprendre graduellement dans l'année qui a suivi l'arrêt du wagon à faible teneur en glucides. J'ai commencé à penser que je devrais accepter d'être grosse.

L'obésité n'est pas seulement une préoccupation cosmétique. Il augmente le risque de maladies et de problèmes de santé comme les maladies cardiaques, le diabète et l'hypertension artérielle. Le site web de la Clinique Mayo

Plus tard dans l'année, une visite chez mon médecin pour un examen physique complet a confirmé ma relativement bonne santé, mais il m'a encouragé à perdre du poids. Il m'a dit qu'à ce moment de ma vie - la quarantaine - j'en étais à une étape critique au cours de laquelle l'obésité augmentait considérablement les chances d'avoir une maladie grave au cours des prochaines années.

À ce moment-là, j'ai repensé à mes parents. Mon père a reçu un diagnostic de diabète au milieu de la quarantaine. Ma mère a reçu un diagnostic d'hypertension dans la quarantaine. Il n'y avait aucune raison de nier la probabilité significative que je suive le même chemin si mon style de vie ne changeait pas.

Pourtant, je ne savais pas comment faire. J'avais essayé des régimes à faible teneur en glucides ainsi que des régimes à faible teneur en gras avec exercice modéré, mais malgré une perte de poids avec les deux, je n'ai jamais réussi à respecter les deux régimes à long terme. Puis, peu de temps après cette activité physique, une activité apparemment sans rapport avec l'activité physique m'a amené à changer complètement mon mode de vie.

Bien que je ne sois pas musulmane, j'ai toujours été curieuse de jeûner pour le Ramadan et j'ai toujours admiré l'engagement et la discipline nécessaires pour ne pas manger ni boire du lever au coucher du soleil pendant 30 jours. J'ai exprimé ma curiosité à quelques-uns de mes collègues musulmans, et ils m'ont encouragé à l'essayer. Mes raisons d'explorer le jeûne du Ramadan n'étaient pas religieuses, mais plutôt psychologiques et spirituelles. Ai-je eu l'autodiscipline de me soumettre à une période de pleine conscience et d'autoréflexion, mettant de côté une routine de confort et d'aisance pour favoriser un plus grand sentiment de gratitude ? C'est la question que je me suis posée lorsque j'ai pensé à m'engager dans le jeûne de 30 jours. Alors que le temps approchait, j'étais prêt à abandonner mon expérience avant qu'elle ne commence. Je me souviens d'avoir eu peur, d'être nerveuse et d'être anxieuse de me priver de nourriture, mais cela seul me disait que je devais le faire. Mes collègues ne m'ont pas du tout mis la pression, mais je me sentais responsable de l'essayer au moins. Pourtant, au début du Ramadan, je n'avais pas encore jeûné et je n'avais pas l'intention de le faire. Jusqu'à ce que je regarde un épisode de Nue et effrayée.

Pendant que je regardais les participants passer des semaines à chercher de l'eau potable et des sources de nourriture comme nos ancêtres anciens devaient le faire, je me suis soudain sentie comme une enfant gâtée qui ne voulait pas abandonner sa sucette. Certainement, je pourrais survivre moins d'une journée sans nourriture ni eau. Après tout, si je changeais d'avis, la nourriture était toujours à portée de main.

Avec tant de peur et d'anxiété avant de commencer le jeûne, je ne m'attendais pas à durer un jour, mais à ma grande surprise, non seulement j'ai tenu jusqu'à la fin du Ramadan, mais plus je jeûnais longtemps, plus cela devenait facile. De plus, j'avais en effet beaucoup appris sur moi-même et j'avais acquis une grande appréciation de l'accès à l'eau potable et à des aliments nutritifs, ce que je ne tiendrai plus jamais pour acquis.

Après m'être sentie si bien, physiquement et mentalement, grâce aux effets du jeûne pendant le Ramadan, j'ai commencé à explorer les bienfaits du jeûne pour la santé et j'ai découvert le jeûne intermittent (FI). Je n'avais pas jeûné pour que le Ramadan perde du poids. En fait, je m'attendais à prendre du poids après un festin à la fin de la journée. Comme beaucoup de gens, je croyais qu'il fallait manger plusieurs petits repas par jour et ne jamais sauter de repas et que c'était contre-productif pour la perte de poids. Mais, j'avais perdu 8 livres à la fin de ce mois et je me sentais exceptionnellement énergisée et en contrôle de ma faim. Il y avait clairement des avantages à jeûner, et comme j'ai fait plus de recherches, j'ai appris qu'il y avait encore plus de pros que je ne l'avais d'abord imaginé - l'un d'eux étant la perte de poids. J'ai commencé à jeûner le 30 juin 2014. À l'époque, je pesais 237 livres. C'est beaucoup de poids pour n'importe quelle femme, mais sur mon cadre de 5'5'5"c'était dangereux. Au moment d'écrire ce billet (un peu plus de trois mois plus tard), j'ai 22 lb de moins et je travaille toujours à atteindre mon objectif d'avoir un indice de masse corporelle (IMC) sain.

Jusqu'à présent, le jeûne quotidien intermittent, une alimentation faible en glucides (non cétogène), une alimentation saine axée sur des aliments nutritifs cuits à la maison et 30 minutes de marche par jour m'ont permis de perdre du poids à un rythme relativement régulier.

Restez à l'écoute. Et à mes compagnons de jeûne, restez forts. On peut le faire !

Je vous souhaite bonne chance,

Mimi"

Le voyage de Mimi ne s'est pas arrêté là. Elle a donné à ses lecteurs des mises à jour pour donner à son voyage une perspective encore plus sphérique.

"Mise à jour ! Aujourd'hui, nous sommes le 25 mars 2016, et cela fait environ un an et demi que j'ai commencé mon voyage par un jeûne intermittent quotidien. En date d'aujourd'hui, j'ai perdu 73 lb - de 237 lb à 164 lb aujourd'hui. Même si je n'ai pas mesuré mes pouces de façon constante, je sais que j'en ai perdu plusieurs parce que je suis passé d'une taille 18 à une taille 10.

Après avoir atteint la marque de la perte de poids de 50 lb en juin 2015, j'ai plafonné pendant plus de quatre mois jusqu'à ce que je commence à incorporer le régime à cinq bouchées avec Fast-5. Au cours de cette semaine, j'ai cassé mon plateau et au cours de quelques mois, j'ai perdu 24 lb. Malheureusement, j'ai repris une partie de ce poids après mon retour à Fast-5 seul ; cependant, cela m'a aidé à briser un plateau et j'ai fini par recommencer à perdre. Je m'en tiendrai à Fast-5 pour le reste de mon voyage jusqu'à mon objectif de poids de 135 lb et d'un IMC sain de 22,5. J'ai récemment commencé à incorporer un régime à base de plantes dans mon régime de jeûne, et jusqu'à présent je me sens bien !

À ce stade, le jeûne est devenu une solide habitude pour moi, et je suis très à l'aise de m'en tenir à ma fenêtre de 5 heures. Je suis excité de penser que c'est l'année où j'atteins mon objectif et où je commence l'entretien."

VOTRE VIE EST sur le point de changer, et la meilleure façon de le reconnaître est de réfléchir et de commencer à créer votre histoire. Raconter votre histoire est un peu une aventure spirituelle parce que c'est l'occasion pour nous d'aller au cœur de ce que nous sommes en tant qu'individus. Écouter les histoires des autres est une chose, créer les siennes en est une autre. Ce sera l'une des expériences interpersonnelles les plus gratifiantes et les plus enrichissantes que vous ayez vécues. C'est maintenant à votre tour de vous autonomiser et d'aider les autres qui viendront après vous en comprenant mieux et plus intimement ce que ce changement sera pour vous et pourquoi il est si important et pourquoi vous vous êtes même lancé dans ce voyage au départ.

Lorsque vous créez votre histoire, vous puisez dans quelque chose d'universel et d'intemporel. C'est quelque chose que les humains vivent depuis le début de notre existence collective. Elle nous relie à nos racines et nous offre un long héritage commun. La sociologie nous dit que nous le faisons, à quatre niveaux différents : le niveau philosophique, le niveau spirituel, le niveau sociologique et le niveau psychologique. Considérez-le comme une spirale qui se dirige vers l'intérieur. En grande partie à l'extérieur, nous racontons l'histoire au niveau universel. Nous voulons tous nous connecter les uns avec les autres et sentir que nous faisons partie de quelque chose de plus grand. C'est ce qui nous inspire à nous lever à nouveau avec le soleil (ou le ciel nocturne pour vous les noctambules là-bas). D'ici vient l'espace spirituel, ou le mystère de la vie nous invite à répondre. C'est là que nous ressentons et comprenons la vie à travers des histoires d'un niveau que les mots ne peuvent peut-être pas tout à fait expliquer, la zone grise où résident la foi et la métaphysique. Plus loin vers l'intérieur vient avec le monde à l'extérieur de soi. C'est là que nous nous tournons continuellement vers vous ; c'est peut-être la raison pour laquelle vous avez choisi ce livre. Vous voulez voir ce que d'autres ont dit sur l'autophagie. Vous pensez que cela peut changer votre vie, mais vous voulez savoir comment cela va se faire. Qu'est-ce qui le rend si important ? Qu'est-ce qui fait frémir les langues de tout le monde ? Est-ce plus qu'une autre mode ? Est-ce aussi simple que ceux qui le comprennent l'ont dit ?

Enfin, nous arrivons au centre de la spirale - nous-mêmes, ou le psychologique. C'est là que ça va être le plus difficile et c'est là que votre histoire sera utile. Sans vous, il n'y a pas de jeûne, il n'y a pas de changement de mode de vie et il n'y a pas de nouveau chapitre dans votre histoire.

Il est temps de prendre ce que ces gens vous ont donné et d'être vous-même un guide. Ces histoires, comme les vôtres, sont guidées par le prototype universel et sans âge qui a guidé les histoires sacrées et traditionnelles des générations passées. Votre histoire aura les mêmes fondements, motifs et archétypes durables. Cela vous rappellera, à vous et aux autres, qu'il y a un moyen de traverser les méandres de notre vie. Il n'y a pas de début, de milieu et de fin à une histoire. Il y a au contraire de nombreux débuts, les parties embrouillées, puis une résolution.

De plus, c'est là que nous voulons que vous soyez dans votre voyage.

Alors que vous commencez votre voyage, nous aimerions vous laisser avec le discours du Dr Yoshinori Ohsumi qui a accepté le prix Nobel en 2016. Vous pouvez le regarder ici si vous voulez l'entendre de la bouche de l'homme lui-même.

"Je tiens à remercier l'Assemblée Nobel de l'Institut Karolinska et la Fondation Nobel de m'avoir décerné le prix Nobel le plus prestigieux de la science, le Prix Nobel, dans la catégorie Physiologie ou médecine. J'aimerais également féliciter les autres récipiendaires de cette année. Ce fut un plaisir de rencontrer tout le monde au cours de cette semaine très agréable, et c'est un honneur pour moi de me trouver parmi des gens aussi estimés.

Je ne suis qu'un simple biologiste cellulaire qui travaille avec la levure depuis près de 40 ans. J'aimerais profiter de l'occasion pour vous remercier pour les nombreuses leçons et les merveilleux cadeaux de la levure, dont le saké et l'alcool sont peut-être mes préférés.

Ma carrière de chercheur s'est concentrée sur l'autophagie, qui est un processus majeur de recyclage et de dégradation des protéines dans les cellules. La vie est maintenue par un équilibre délicat entre la synthèse continue et la dégradation. J'ai découvert que la dégradation est tout aussi importante qu'une synthèse pour le maintien de systèmes biologiques dynamiques comme le corps.

La contribution de mon groupe a été de trouver les fondements moléculaires de l'autophagie. L'autophagie est en train de devenir l'un des sujets les plus étudiés en biologie. Bien que notre contribution soit fondamentale, il est réjouissant de constater que de nombreux chercheurs étudient maintenant sa pertinence pour la santé et tentent de conquérir un éventail de maladies. Il n'y a pas de plus grande satisfaction en tant que scientifique que de voir vos idées et vos efforts transformer un domaine de recherche, et je suis aussi heureux que je pourrais l'être. Je terminerai en reconnaissant la fortune, le grand nombre d'excellents collaborateurs, le soutien financier indispensable et la famille attentionnée qui m'ont amené ici ce soir. Merci encore à tous pour cette merveilleuse opportunité."

Postface

La recherche nous apprend de plus en plus chaque jour que l'autophagie, qui n'était autrefois considérée que comme une humble petite voie d'entretien, peut-être la clé de la prévention du dysfonctionnement métabolique et des maladies. Son utilité peut varier selon l'endroit où il se trouve dans le corps, ce qui fait de l'autophagie une merveille scientifique florissante qui peut être la porte d'entrée vers de futurs traitements en science et en médecine. Toutes les contributions jusqu'au Prix Nobel 2016 sont aujourd'hui largement reconnues par les masses, ce qui nous aide à comprendre à quel point l'autophagie est essentielle dans nos vies. L'utilité dépasse sans doute tout autre type de " fade " que nous avons vu aller et venir en un clin d'œil. Afin d'améliorer notre compréhension de l'autophagie, nous devons continuer d'appuyer la recherche au cours des mois et des années à venir. C'est d'autant plus crucial que, comme nous l'avons vu en discutant des avantages de l'autophagie dans le traitement du cancer, c'est toujours une épée à double tranchant pour nous. Nous ne voulons pas inverser ce que nous avons déjà fait. Il y a eu beaucoup de réponses à de nombreuses questions sur l'autophagie, mais il y a encore tant d'autres questions qui restent encore sans réponse. Cependant, avec la persistance d'autres recherches et avec l'aide de ceux qui ont appris et utilisé les merveilles de l'autophagie, nous serons en mesure de surmonter les préoccupations qui nous empêchent actuellement de comprendre complètement ce que l'autophagie est pleinement capable.

———

Merci d'être arrivé jusqu'au bout de *AUTOPHAGIE : Le jeûne prolongé à l'eau est le secret puissant de la guérison et de l'anti-âge grâce à l'intelligence naturelle de votre corps*. Espérons qu'il a été informatif et qu'il vous a fourni tous les outils dont vous avez besoin pour atteindre vos objectifs, quels qu'ils soient.

La prochaine étape est de consulter un expert et d'avoir une discussion significative sur la façon de commencer à induire l'autophagie et de commencer le jeûne dans votre vie aujourd'hui.

Enfin, si vous avez trouvé ce livre utile de quelque façon que ce soit, une critique sur Amazon est toujours appréciée !

Autres Références

Pour de plus amples renseignements sur l'autophagie et les recherches en cours à ce sujet, veuillez consulter les sites suivants :

- https://www.ncbi.nlm.nih.gov/pmc/articles/PMC2990190/
- http://genesdev.cshlp.org/content/21/22/2861.full.html
- http://science.sciencemag.org/content/330/6009/1344
- https://www.novusbio.com/research-areas/autophagy
- http://www.biochemj.org/content/475/11/1939
- https://www.annualreviews.org/doi/abs/10.1146/annurev-immunol-042617-053253
- http://journals.plos.org/plosbiology/article?id=10.1371/journal.pbio.2002864
- https://www.ahajournals.org/doi/abs/10.1161/circresaha.108.188318
- http://www.scielo.br/scielo.php?script=sci_arttext&pid=S0104-42302017000200173
- https://ard.bmj.com/content/74/5/912

- https://www.jci.org/articles/view/37948
- https://academic.oup.com/advances/article-abstract/9/4/493/5055944?redirectedFrom=fulltext
- http://www.jbc.org/content/293/15/5425.abstract
- http://www.clinsci.org/image-gallery/autophagy
- http://www.tmd.ac.jp/english/artis-cms/cms-files/Autophagy.pdf
- http://mcr.aacrjournals.org/content/early/2018/05/19/1541-7786.MCR-17-0634
- http://square.umin.ac.jp/molbiol/english/index.html
- http://cib.csic.es/research/cellular-and-molecular-biology/roles-autophagy-health-and-disease
- https://www.nytimes.com/2016/10/04/science/yoshinori-ohsumi-nobel-prize-medicine.html
- https://www.invivogen.com/autophagy
- http://www.med.monash.edu.au/biochem/labs/lazarou-lab.html
- https://journals.lww.com/co-criticalcare/Abstract/2018/04000/Autophagy___should_it_play_a_role_in_ICU.9.aspx

9 781723 925375